SCHRIFTENREIHE GERIATRIE PRAXIS

SCHRIFTENREIHE GERIATRIE PRAXIS

Ingo Füsgen
unter Mitarbeit von Rolf Harzmann, Dorothea Weckermann und
Friedhelm Wawroschek mit dem Kapitel Prostatahyperplasie

Der ältere Patient in der Hausarztpraxis

URBAN & VOGEL

Prof. Dr. med. Ingo Füsgen
Lehrstuhl für Geriatrie
der Universität Witten-Herdecke
Direktor der Geriatrischen Kliniken
Wuppertal
Chefarzt der III. Med. Klinik
der Kliniken St. Antonius
Tönisheider Str. 24
42553 Velbert

Prof. Dr. med. Rolf Harzmann
Zentralklinikum Augsburg
Urologische Klinik
Postfach 10 19 20
86009 Augsburg

Dr. Dorothea Weckermann
Leitende Oberärztin
Zentralklinikum Augsburg
Urologische Klinik
Postfach 10 19 20
86009 Augsburg

Dr. Friedhelm Wawroschek
Oberarzt
Zentralklinikum Augsburg
Urologische Klinik
Postfach 10 19 20
86009 Augsburg

Lektorat: Brigitte Schwartz

Die Deutsche Bibliothek – CIP-Einheitsaufnahme
Der ältere Patient in der Hausarztpraxis / Ingo Füsgen unter
Mitarb. von Rolf Harzmann ... - München : MMV, Medien-und-Medizin-Verl., 1999
(Schriftenreihe Geriatrie-Praxis)
ISBN 3-8208-1354-3

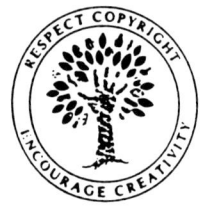

Das Werk einschließlich aller seiner Teile ist urheberrechtlich geschützt. Jede Verwertung außerhalb der engen Grenzen des Urheberrechtsgesetzes ist ohne Zustimmung des Verlages unzulässig und strafbar. Das gilt insbesondere für Vervielfältigungen, Übersetzungen, Mikroverfilmungen und die Einspeicherung und Verarbeitung in elektronischen Systemen.

Alle Rechte vorbehalten
© Urban & Vogel Medien und Medizinverlagsgesellschaft, München 1999

Gesamtherstellung: DruckMedien L. N. Schaffrath, Geldern
Printed in Germany

Titelbild: Prof. Erwin Bechthold, „Dizzy", Lithografie 1999, 50 × 40 cm

ISBN 3-8208-1354-3

Inhalt

Vorwort	7

Altern und Krankheit — 9

Der geriatrische Patient	10
Geriatrie	11
Multimorbidität	11
Chronische Krankheiten	14
Überschätzung des eigenen Gesundheitszustands	15
Die ambulante geriatrische Rehabilitation	16

Besonderheiten der Diagnostik — 18

Anamneseerhebung und Fremdanamnese	20
Zuerst einen Überblick gewinnen	22
Die körperliche Untersuchung	23
Erhebung des psychischen Befundes	24
Das Geriatrische Assessment	25
Das „kleine Labor"	27
Suchtests für die Praxis	28
Einflüsse auf die Diagnostik	28

Besonderheiten der Therapie — 32

Medikamentöse Therapie — 34

Unerwünschte Arzneimittelwirkungen	36
Für die medikamentöse Therapie wichtige Altersveränderungen	37
Resorption	37
Verteilung	39
Nierenfunktion	39
Leberfunktion	43
Körperzusammensetzung	44
Elektrolyte	45
Veränderte Arzneimittelwirkungen	47
Complianceprobleme	48

Die fünf geriatrischen „I's" — 51

Intellektueller Abbau	53
Diagnostik	53
Therapie	55
Immobilität	60
Multimorbidität und Immobilität	63
Lokalisierte und generalisierte Arthrosen	63
Zustand nach Frakturen	64
Chronische Polyarthritis	64
Osteoporose	64
Erkrankungen der Wirbelsäule	65
Zerebrovaskuläre Erkrankungen	65
Polyneuropathien	65
Morbus Parkinson	66
Chronisch arterielle Verschlußkrankheiten der Extremitäten	66
Weitere Krankheiten	66
Diagnostik	66
Therapie	67
Hilfsmittel	67
Instabilität – Gangstörungen, Schwäche, Schwindel und Stürze	71
Physiologische Veränderungen	72
Multimorbidität und Sturz	72
„Abnormer" Gang	73
Schwindel, Schwäche und Stürze	74
Schwindel, Stürze und	

Arzneimittel	77
Medikamente und Stürze	77
Internistische Krankheitsbilder	79
Sturzrisiko vermindern	80
Harninkontinenz	84
Diagnostik	86
Ursachen	87
Die wichtigsten Therapiemöglichkeiten	89
Medikamentöse Therapie	90
Weitere Maßnahmen	92
Iatrogene Störungen	94
Dekubitus	95
Dokumentation	96
Dekubitusbehandlung	98
Beeinflussung der Risikofaktoren	99

Häufige Krankheitsbilder bei älteren Patienten 100

Schwindel	100
Physiologische Veränderungen	101
Schwindelursachen	102
Diagnostik	109
Therapie	111
Benignes Prostatahyperplasie (BPH)-Syndrom (Rolf *Harzmann*, Dorothea *Weckermann*, Friedhelm *Wawroschek*)	112
Diagnostik	114
Therapeutische Optionen	116
Medikamentöse Therapie	117
Instrumentelle Maßnahmen	125
Alternative Behandlungsverfahren	125
Operative Behandlungsverfahren	127
Diabetes mellitus	128
Ursachen	129
Diagnostik	129
Therapieziele	131
Nicht-medikamentöse Therapie	133
Medikamentöse Therapie	134
Diabetisches Spätsyndrom	137
Diabetischer Fuß	139
Manifestationsformen	140
Hypertonie	143
Hypertonie im Rahmen der Multimedikation	144
Diagnostik	145
Therapie	145
Differentialtherapie wegen Multimorbidität	150
Tips für die altengerecht ausgestattete und geführte („seniorenfreundliche") Praxis	151
Praxisteam und Patient	152
Arbeit im Praxisteam	153
Terminvergabe	153
24-Stunden-Bereitschaft	154
Praxis-Urlaubszeiten	154
Hausbesuche	155
Zusammenarbeit mit Pflegekräften	156
Medikamentengabe	156
Sprechstunde	157
Umgehen mit Patienten	157
Praxisausstattung	158
Hilfsangebot und Service	159
Praxis als „Info-Center"	160
Die speziellen Anforderungen des älteren Patienten an die Hausarztpraxis	161
Anhang	162
Literatur	177
Register	190

Vorwort

In unserer Gesellschaft nimmt der Anteil alter und sehr alter Menschen ständig zu – und auch die Lebensqualität Betagter erhöht sich kontinuierlich. Diese erfreuliche Entwicklung verdanken wir nicht zuletzt dem Engagement der praktisch tätigen Ärzte und Ärztinnen und den diagnostischen und therapeutischen Fortschritten in der Medizin. Die demographischen Veränderungen spiegeln sich auch in den Praxen wider: Immer mehr ältere Menschen besuchen ihren Arzt. Und immer mehr Hausärzte entdecken, wie notwendig es ist, sich auf diese wichtige Patientengruppe, sozusagen ihre „Stammkunden", einzustellen.

Nach einem Wort von Ursula Lehr liegt es „auch an uns, an der Gesellschaft, ob diese Tausende von Menschen zur Altenlast oder zum Altenkapital werden". Die Entscheidung darüber fällt nicht zuletzt in der Hausarztpraxis. Dabei darf man nicht nur an die Zahl der häufig notwendigen diagnostischen Maßnahmen und Verordnungen von Medikamenten bei meist bestehender Multimorbidität denken, sondern hier gewinnen weitere Aspekte an Bedeutung.

In der Diagnostik und Behandlung Älterer wird der Arzt immer wieder auch mit Fragen zum eigenen Altern, mit der eigenen Angst vor Krankheiten, Sterben und Tod konfrontiert. Eine besondere zeitliche und menschliche Belastung kann der Umgang mit dem multimorbiden, hinfälligen und versorgungsbedürftigen Patienten sein. Behandlungserfolge im „üblichen Sinne" bleiben meist aus. Die Vielzahl der Erkrankungen kann den Arzt verwirren und entmutigen; nicht selten fühlt er sich hilflos und zweifelt an seinen therapeutischen Fähigkeiten.

Probleme der ärztlichen Versorgung Älterer zeigen sich auch in den Schwierigkeiten einer adäquaten Diagnostik und Therapie, in den häufigen Fehlplazierungen der Patienten im Bereich der Krankenhausmedizin und in fehlenden institutionellen Strukturen für Prävention, Therapie und Nachsorge bei der ambulanten Behandlung.

Dieses Buch kann und soll nicht den gegenwärtigen Stand wissenschaftlicher Forschung in der Geriatrie bzw. Gerontopsychiatrie darstellen. Es soll vielmehr als Einführung dienen und – am Beispiel einiger geriatrietypischer Fakten – den Blick für den multimorbiden und von Abhängigkeit bedrohten älteren Kranken öffnen. Das Studium der weiterführenden geriatrischen Literatur wird das Verständnis für den älteren Patienten vertiefen können und müssen.

Das Buch ist für den Hausarzt verfaßt, zu dessen Aufgaben die Basisbetreuung älterer Menschen gehört. In der Allgemeinpraxis werden die Weichen für spezielle diagnostische und therapeutische Handlungsansätze gestellt.

Insgesamt ist zu wünschen, daß die aus dem großen Bereich der Geriatrie ausgewählten und hier vorgelegten Informationen ein wenig mehr Sicherheit im Umgang mit dem älteren multimorbiden Patienten vermitteln. Die tägliche Erfahrung in der Geriatrie zeigt immer wieder, daß auch beim betagten Menschen beachtenswerte therapeutische Erfolge zu erreichen sind – und damit eine erheblich verbesserte Lebensqualität in seinen letzten Lebensjahren. Diagnostischer, vor allem aber therapeutischer Pessimismus oder gar Nihilismus ist nicht gerechtfertigt.

Böhmer [17] formuliert es so: „Das Alter ist eine noch unvollendete Phase der menschlichen Zivilisation mit vielen Schwachstellen, aber auch Chancen – es gilt das positive Spektrum des im Alter Möglichen zu erweitern." Dazu trägt ohne Zweifel die Einstellung der Ärzte mit einer altersangepaßten Diagnostik und Therapie wesentlich bei.

Wuppertal, Juni 1999
Prof. Dr. med. I. Füsgen

Altern und Krankheit

Bei jüngeren Patienten gelingt es im allgemeinen, aus den Einzelheiten der Anamnese, einer klinischen Untersuchung sowie aus den Ergebnissen laborchemischer, bildgebender und eventuell endoskopischer Verfahren zu einer einzigen abschließenden Diagnose zu gelangen. Beim alten Menschen wird dies nur in seltenen Fällen möglich sein, da Patienten in höheren Lebensjahren fast immer an mehreren Krankheiten leiden. Diese Multimorbidität ist es, die in der täglichen Praxis die richtige Deutung und Zuordnung von Symptomen erheblich erschweren kann [141].

Mit zunehmendem Alter nimmt die Zahl der Krankheiten zu: Sind es in der Lebensspanne zwischen 65 und 69 Jahren 9 Prozent der Bevölkerung, die sieben oder mehr körperliche Beeinträchtigungen aufweisen, so steigt der Anteil bei den über 80jährigen auf mehr als 30 Prozent. Parallel dazu wächst der Anteil derer, die nicht mehr in der Lage sind, ihr Leben eigenverantwortlich zu gestalten (Kompetenzverlust), auf fremde Hilfe angewiesen sind, pflegebedürftig werden und in stationären Einrichtungen leben müssen.

Zahl der Krankheiten nimmt mit dem Alter zu

Nach Statistiken des amerikanischen National Health Survey sind 65- bis 75jährige aufgrund von Krankheit an 34 Tagen im Jahr nur teilweise in der Lage, ihrer gewohnten Beschäftigung nachzugehen und durchschnittlich 11 Tage bettlägerig. Die Leistungsfähigkeit über 75jähriger ist jährlich an mehr als 45 Tagen eingeschränkt, und die Zahl der im Bett verbrachten Tage erhöht sich auf 20 (nach [60]). Dazu muß ergänzt werden, daß Älterwerden nicht nur mit dem Verlust von Fähigkeiten und damit zunehmenden Einschränkungen einhergeht, sondern auch mit dem Gewinn neuer Fähigkeiten und Fertigkeiten – etwa im sozialen Bereich – und so mit einem Gewinn an Kompetenz [51].

In der neueren gerontologisch-geriatrischen Forschung wird Altern als mehrdimensionaler Prozeß begriffen, wobei es in den verschiedenen Funktionsbereichen zu unterschiedlichen Entwicklungen kommt. Von

Altern und Krankheit

Nicht nur Einschränkungen, sondern auch Entwicklungspotentiale

der Tatsache der häufigen körperlichen Einschränkungen, sei es durch alternsphysiologische Vorgänge oder durch Erkrankungen, die den alten Menschen in seiner Mobilität behindern und ihn eventuell auf vermehrte Hilfe angewiesen sein lassen, darf keinesfalls auf ebensolche Behinderungen im sozialen oder psychischen Bereich geschlossen werden. Bedeutsame Entwicklungspotentiale des Alters bestehen zum Beispiel in einem besseren Umgang mit Belastungssituationen, in einer Übernahme von Verantwortung für nachfolgende Generationen sowie in einer wachsenden Fähigkeit und Bereitschaft, die eigene Biographie zu „ordnen" und die Endlichkeit der eigenen Existenz zu akzeptieren.

Dies ändert nichts daran, daß mit zunehmendem biologischen Alter das gleichzeitige Nebeneinander drohender Leiden und bestehender Krankheiten häufiger wird. Dieses vielfache Kranksein kann ein einzelnes Organ betreffen (Organpolypathie); andererseits können die verschiedenen Diagnosen alle Grenzen zwischen den traditionell organbezogenen Paradigmen der Medizin überschreiten.

Der geriatrische Patient

Ein geriatrischer Patient ist also ein biologisch älterer Patient, der durch alternsbedingte Funktionseinschränkungen bei Erkrankungen akut gefährdet ist, zur Multimorbidität neigt und bei dem besonderer Handlungsbedarf in rehabilitativer, somatopsychischer und psychosozialer Hinsicht besteht (Definition der zentraleuropäischen Arbeitsgemeinschaft gerontologisch-geriatrischer Gesellschaften, 1990).

Merkmale des geriatrischen Patienten

Der geriatrische Patient ist durch verschiedene Merkmale charakterisiert [189]:
▶ biologisches Alter
▶ mehrere Erkrankungen gleichzeitig
▶ veränderte, oft unspezifische Symptomatik
▶ verlängerte Krankheitsverläufe und verzögerte Genesung
▶ veränderte Reaktion auf Medikamente (Pharmakokinetik und -dynamik)
▶ Demobilisierungssyndrom

▶ psychosoziale Symptome

Darüber hinaus werden die einzelnen Erkrankungen in ihrer Bedeutung von psychosozialen Faktoren bestimmt bzw. modifiziert.

Geriatrie

Das vielfältige Bild, das sich beim älteren Patienten bietet, benötigt einen ganzheitlichen Diagnostik- und Therapieansatz. Dabei kann/soll das Ziel häufig nicht mehr in der Heilung einer Krankheit liegen, sondern in der Verbesserung bzw. Erhaltung der Lebenssituation bzw. Lebensqualität. In diesem Sinne bedeutet Medizin beim älteren multimorbiden Patienten, die Spanne des aktiven Lebens zu verlängern und die Zeit der Abhängigkeit vor dem Tode zu verkürzen. Die Diagnose tritt gegenüber der Funktion und Lebensqualität zurück.

Spanne des aktiven Lebens verlängern

Multimorbidität

Charakteristisch für das Auftreten von Krankheiten bei Älteren sind Multimorbidität und chronischer Verlauf. Multimorbidität bedeutet dabei nach der Definition von Schubert [175]: „Das gleichzeitige Vorhandensein meh-

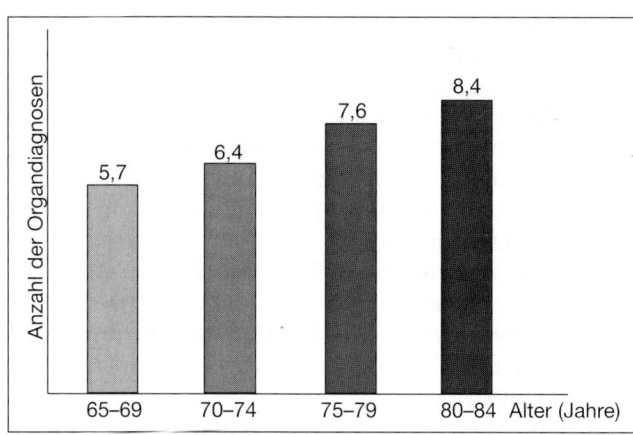

Abb. 1: Altersabhängige Zunahme der Organdiagnosen pro Patient bei 100 Sektionen (nach [84]).

11

rerer signifikanter Erkrankungen, die behandlungsbedürftig sind." Der Pathologe Howell fand bereits 1963 unter Berücksichtigung aller Haupt- und Nebenbefunde bei 100 sezierten Patienten eine deutliche altersabhängige Zunahme der Organdiagnosen (Abb. 1).

Nach den Sektionsstatistiken von Howell kann die Gesamtheit der pathologisch-anatomischen Diagnosen in einzelnen Fällen sogar die Zahl 40 übersteigen [84]. Dies wurde in einer Reihe weiterer Erhebungen bestätigt [58, 83, 110]. Dabei wächst nach Linzbach [110] die Anzahl der bei Obduktionen nachgewiesenen pathologischen Veränderungen fast überproportional mit den Lebensdezennien und erreicht bei 100jährigen ein gerade noch mit dem Leben zu vereinbarendes Maximum. Nach Selberg [178] werden im Rahmen der Obduktion über 30 Prozent mehr Organveränderungen gefunden als zu Lebzeiten klinisch bekannt waren.

Zahlreiche Variationen und Kombinationen von Krankheiten

Wegen der großen klinischen und pathologischen Bandbreite der Multimorbidität ist die Diagnostik und Therapie beim alten Patienten immer eine ausgesprochene Individualmedizin. Die zahlreichen Variationen und Kombinationsmöglichkeiten der gleichzeitig registrierten Krankheiten und Leiden ergeben ein individuell sehr unterschiedliches Bild. Dabei haben die chronischen Erkrankungen eine besondere Bedeutung.

Als eigentliche Todesursache betrachtet man im Rahmen der Gesamtmorbidität des alten Menschen diejenige Affektion, die am Ende einer bedrohlichen Krankheitskette für den Tod verantwortlich zu machen ist, beispielsweise die akute Herzinsuffizienz nach Myokardinfarkt oder die massive Lungenembolie aus einer Beckenvenenthrombose.

Eine derartig isolierte Todesursache ist allerdings nicht in jedem Fall feststellbar. Vielmehr setzt sich das Todesereignis, speziell bei Höchstbetagten, öfters aus der Summe mehrerer akuter und chronischer Krankheiten zusammen.

Todesursache bei Hochbetagten oft schwer feststellbar

Im Höchstalter, zum Beispiel bei über 100jährigen, kann es in 20 bis 25 Prozent der Fälle schwierig sein, die Todesursache pathologisch-anatomisch exakt festzustellen. 1991 hat Modelmog [129] bei 80- bis 89jährigen Verstorbenen die ärztlichen Leichenschauberichte mit den Obduktionsbefunden verglichen und nur bei knapp der Hälfte der untersuchten Patienten eine Übereinstimmung gefunden. Bei über 50 Prozent der hochbetagten Obduzierten lassen sich mehr als vier unabhängig voneinander existierende Diagnosen nachweisen.

Wegen der Wechselbeziehungen und Wechselwirkungen von Leiden und Krankheiten und dem Gesamtorganismus haben sich vorwiegend deutsche Geriater bemüht, die multiplen Altersaffektionen genauer zu differenzieren. Schubert [175] unterscheidet dabei:

Differenzierung der multiplen Altersaffektionen

▶ „Alternde" Krankheiten (Krankheiten, die in früheren Lebensphasen erworben wurden und bis in das hohe Alter bestehen, z. B. chronische Atemwegserkrankungen, Arthrosen);
▶ Primär im Alter auftretende Erkrankungen (Krankheiten, die im höheren Lebensalter zum ersten Mal auftreten und deren Häufigkeit im Alter besonders hoch ist, z. B. Prostatahyperplasie, Diabetes mellitus Typ II);
▶ Krankheiten, die im Alter ohne wesentliche Altersspezifität neu auftreten (z. B. Infektionen, die aufgrund der physiologischen Organveränderungen im Alter oft einen atypischen Verlauf nehmen).

Alle drei Krankheitsformen können voneinander unabhängig, aber zeitlich synchron, auftreten und bedürfen einer Behandlung. Abzugrenzen von den aktuellen Erkrankungen sind die „ruhenden Leiden", die ebenfalls vielfältig und zahlreich beim älteren Menschen anzutreffen sind. Für sie hat sich der Begriff „Polypathie", d. h. „Mehrfachleiden" eingebürgert.

Leidet ein älterer Mensch gleichzeitig unter mehreren akuten Krankheiten (Multimorbidität), so kann er zusätzlich auch mehrere ruhende Leiden (Polypathie) haben. Typische Krankheitsketten entstehen vor allem im Wechselspiel zwischen akuter Erkrankung und ruhendem Leiden. Multimorbidität und Polypathie beziehen sich nicht nur auf den somatischen, sondern auch auf den gerontopsychiatrischen und psychosozialen Bereich [174].

Multimorbidität und Polypathie

Altern und Krankheit

Diagnostisch und therapeutisch Schwerpunkte setzen

Die Vielfalt unterschiedlichster akuter und latenter pathologischer Erscheinungsbilder macht es häufig schwer, nicht einer Polypragmasie zu verfallen, sondern eine hierarchisch geordnete und mehrdimensionale Diagnostik und Therapie adäquat durchzuführen. Multimorbidität bedeutet nicht von vornherein, daß alle Krankheiten gleichzeitig behandelt werden müssen. Es ist vielmehr notwendig, Schwerpunkte zu setzen. Oft zeigt sich, daß begleitende Erkrankungen, die konsekutiv klinisch manifest wurden, in die Latenz verschwinden und nicht mehr behandlungsbedürftig sind.

Chronische Krankheiten

Bei den chronischen Krankheiten im Alter wird zunächst oft eine asymptomatische Phase durchlaufen. Je langsamer sie fortschreiten, desto später wird der Schwellenwert der klinisch manifesten Krankheit erreicht. Risikofaktoren bestimmen den Beginn der zunächst latenten Erkrankung und deren Progression. Deshalb kommt ihrer Ausschaltung – auch im Alter – größte Bedeutung zu. Sie führt im optimalen Fall zur vollständigen Prävention, suboptimal zu einer längeren Latenz der Krankheit und zu einer Verkürzung der Morbiditätsphase.

Chronische Krankheiten sind in ihrem manifesten Stadium einer wirksamen Therapie oft nur schwer oder eingeschränkt zugänglich. Gerade die letzten Jahre haben aber erhebliche Fortschritte in der Prophylaxe gebracht. In jüngster Zeit gibt es Ansätze für eine medikamentöse Therapie chronischer Krankheiten (z. B. Rückbildung arteriosklerotischer Gefäßveränderungen oder Hemmung der Bindegewebsbildung/Fibrosierung in alternden Organen und Beeinflussung chronisch-entzündlicher Veränderungen der Gelenke).

Prävention auch im Alter wichtig

In diesem Sinne wird Prävention auch bei Hochbetagten immer wichtiger. Beispielhaft sei nur die erfolgreiche Behandlung der Hypertonie zur Verhütung von Schlaganfall und Herzinfarkt genannt [34, 181, 132].

Chronische Krankheiten haben nicht nur eine medizinische, psychologische und soziologische, sondern auch eine zeitliche Dimension. Chronisch krank sein ist mit dem Stigma des langen Leidens verbunden, worunter meist eine progressive Verschlimmerung der Krankheit bis zum Tode verstanden wird. Solch pessimistischer Auffassung muß heute entgegengehalten werden, daß Funktionseinschränkungen in vielen Fällen teilweise kompensierbar oder stabilisierbar sind, daß chronisch kranke Ältere also wieder am normalen täglichen Leben teilhaben können. Voraussetzung dafür ist neben einer interdisziplinären Diagnostik auch ein interdisziplinäres ganzheitliches Behandlungsprogramm.

Oft stehen nicht akut-medizinische, sondern rehabilitative, psychische und soziale Fragestellungen im Vordergrund. Somit ist der Arzt nicht mehr allein für die Betreuung des älteren Patienten verantwortlich, sondern wird Teil eines Teams, das sich um die Probleme des alten kranken Menschen zu kümmern hat. Mehr als in der Medizin des jüngeren Lebensalters ist die Kooperation zwischen Ärzten verschiedener Fachrichtungen, aber auch die Zusammenarbeit mit Pflegediensten, sozialen Bereichen, Therapeuten, kommunalen Einrichtungen wie der Altenfürsorge usw. notwendig, um eine patientengerechte Behandlung zu ermöglichen.

Patientengerechte Behandlung ist Teamarbeit

Es steht außer Zweifel, daß dem Arzt, auch wenn er nicht mehr alle Versorgungsbedürfnisse allein erfüllen kann, die Rolle des Koordinators zufällt, da der Kern des Systems unverändert bleibt: Die Arzt-Patienten-Beziehung.

Überschätzung des eigenen Gesundheitszustands

Die Berliner Altersstudie [118] erbrachte neben anderen für die geriatrische Versorgung wichtigen Ergebnissen eine grundlegende Erkenntnis: Die (objektiven) ärztlichen Befunde weichen oft erheblich vom (subjektiven) Krankheitsempfinden der Patienten ab. Auffällig war, daß mit steigendem Alter zunehmend weniger untersuchte Patienten, obgleich nachweislich herzkrank, über Beschwerden klagten. Mit andren Worten: Die subjektive Einschätzung des Gesundheitszustands verschlechtert sich mit zunehmendem Alter nicht, ungeach-

Subjektives Befinden oft besser als objektiver Befund

tet objektiver organischer Veränderungen. Auch der subjektive Vergleich mit Altersgenossen fällt mit den Jahren immer mehr zugunsten der eigenen körperlichen Gesundheit aus. Diese beurteilten 29 Prozent der 70jährigen und älteren global als gut bis sehr gut; 38 Prozent schätzten sie als befriedigend ein, und nur 33 Prozent bewerteten sie als ausreichend (19 Prozent) oder mangelhaft (14 Prozent).

An diesen Ergebnissen wird deutlich, welchen Stellenwert eine korrekte Diagnostik beim betagten und hochbetagten Patienten hat. Sie kann sich nicht an den subjektiven Äußerungen des Älteren orientieren.

Die ambulante geriatrische Rehabilitation

Für die Betreuung in der Praxis ist es hilfreich, die chronisch kranken älteren Patienten in zwei Gruppen einzuteilen:

1. Kranke, deren chronisches Leiden aktiv und schnell fortschreitend ist. Für sie kann eine begleitende fachärztliche Überwachung und gezielte Therapie oder im Einzelfall auch eine stationäre Unterbringung sinnvoll sein.

2. Patienten, deren Leiden stagniert, also nicht gravierend pathologisch fortschreitet. Sie müssen ebenfalls behandelt werden, um den bestehenden gesundheitlichen Zustand zu erhalten.

Hier ist der niedergelassene Allgemeinmediziner gefordert, die entsprechenden rehabilitativen Maßnahmen den verschiedenen Phasen der chronischen Erkrankung anzupassen. Die ambulante geriatrische Rehabilitation in ihren verschiedenen Dimensionen und vielleicht sogar als eigener Einsatzbereich wird sich hierzulande aufgrund der demographisch bedingten rasch wachsenden Anzahl älterer chronisch Kranker etablieren müssen.

Soziale und medizinische Betreuung vernetzen

Modelle integrierter sozialer und medizinischer Betreuung zeigten bisher die höchsten Erfolgsquoten bei geriatrischen Patienten. Ein wichtiger Effekt ist die größere Selbständigkeit der Patienten. Wie die Untersuchungen der Arbeitsgruppe um Bernabei [11] zeigen, fielen in einer vernetzten ambulanten „Geriatrie-Betreuung" zwar höhere Personalkosten an; insgesamt aber konnten durch die verminderte Institutionalisierung Kosten gespart werden.

Ähnliche Modelle der ambulanten geriatrischen Rehabilitation sind auch in Deutschland gegenwärtig in Erprobung. Auch hier konnte gezeigt werden, daß funktionelle Fähigkeiten durch eine intensivierte, fein abgestimmte Behandlung länger erhalten bleiben und damit auch die Selbständigkeit längerfristig gewährleistet ist. Krankenhauseinweisungen können häufig vermieden werden [148].

Selbständigkeit bleibt länger erhalten

Besonderheiten der Diagnostik

Pragmatische Einstellung zur Diagnostik gefordert

Auch beim älteren Menschen gilt die bewährte Regel, zu Anfang mit den einfachsten Mitteln der Diagnostik zu beginnen und dann differenzierend und spezifizierend fortzufahren. „Multifaktorielle Genese" und „mehrdimensionale Diagnostik" sind Begriffe, die gerade bei Betagten ernst genommen werden müssen [166]. Monoaxiomatische und „puristische" Ansätze zum Verständnis der Ätiologie und Pathogenese aller Erkrankungen des älteren Menschen sind in der Regel zu eng gefaßt. Pragmatisch gesehen – und das ist die zu fordernde Einstellung zur Diagnostik (und Therapie) – ist ein komplexer Ansatz notwendig. In diesem Zusammenhang wird gern von einer „ganzheitlichen Diagnostik" mit nachfolgender „ganzheitlicher Therapie" gesprochen. Darunter versteht man, die individuellen Probleme auf psychischer, sozialer und körperlicher Ebene zu erfassen und entsprechend auch mehrdimensional therapeutisch anzugehen.

Das Bedürfnis nach Methodenreinheit im Sinne einer naturwissenschaftlich orientierten Medizin wirft Fragen auf, die so komplex sind, daß sie in der Praxis kaum beantwortet werden können. Natürlich muß es exakte wissenschaftliche Forschung auch in der Geriatrie geben, damit auf längere Sicht die praktische ärztliche Tätigkeit befruchtet wird. Die so gewonnenen Erkenntnisse sind ohne Zweifel die Grundlage der modernen Behandlungserfolge bei älteren Menschen.

„Schneepflug-Diagnostik"

In der konkreten, auf das Wohl des einzelnen Patienten ausgerichteten Untersuchungs- und Behandlungssituation ist pragmatisch orientiertes diagnostisches Verhalten jedoch erstes Gebot. Faust [49] spricht in diesem Zusammenhang von der Notwendigkeit einer „Schneepflug-Diagnostik" für die ärztliche Praxis: Wie mit einem Schneepflug schiebt man – meist unter der Prämisse einer Verdachts- oder Arbeitsdiagnose – alle differentialdiagnostisch in Frage kommenden Möglichkeiten (bei gleichzeitig beginnender Behandlung) zur Seite bzw. arbeitet sie ab, bis man zu einer vertretbaren End-

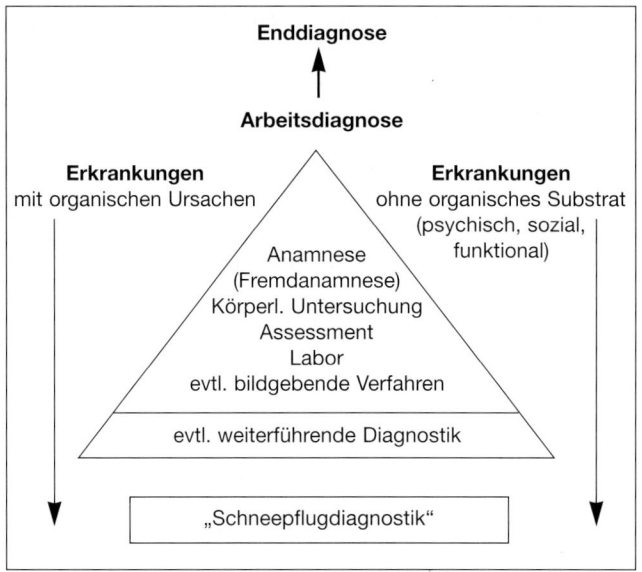

Abb. 2: „Schneepflug-Diagnostik" (nach [49]).

diagnose kommt bzw. eine Besserung des Beschwerdebildes erreicht hat.

Die Diagnostik sollte keineswegs schematisch ablaufen, sondern gezielt auf die Beschwerden gerichtet sein. Viele Untersuchungen, die beim betagten Menschen durchgeführt werden, erbringen pathologische Befunde, denen dann jede klinische Relevanz fehlt. Deshalb sollte die Richtlinie gelten, daß jener Untersuchung der Vorzug zu geben ist, die den größten Nutzen bei geringster Belastung des Patienten verspricht.

So ist unbedingt auch die individuelle Leistungsfähigkeit zu berücksichtigen. Man sollte genau überlegen, welche Belastungen der ältere Mensch mit der ihm verbliebenen Kraft noch toleriert, ohne zusätzlich durch die diagnostischen Maßnahmen in einen „iatrogen bedingten" Erschöpfungszustand zu geraten. Besonders wichtig ist auch die Frage, welche therapeutischen Konsequenzen sich aus einer Diagnostik ergeben. Untersuchungen, die nur der Diagnosesicherung dienen, aber keinen entscheidenden Einfluß auf eine mögliche The-

Größter Nutzen bei geringster Belastung

Therapeutische Konsequenzen bedenken

Besonderheiten der Diagnostik

rapie im Hinblick auf eine Verbesserung der Lebensqualität haben, sollten zurückgestellt werden.

Die Diagnostik sollte also fraktioniert erfolgen, der Belastbarkeit des Patienten angepaßt werden. Führt man beispielsweise eine psychometrische Untersuchung (z. B. Mini-Mental-Status nach Folstein) unmittelbar nach einer längeren körperlichen Untersuchung durch, ergibt sich möglicherweise ein falscher Eindruck von der zerebralen Leistungsfähigkeit. Körperliche Erschöpfung führt in der Regel auch zu einer psychischen Leistungsminderung. In umgekehrter Reihenfolge ist das weitaus seltener der Fall; man weiß jedoch, daß ein älterer Mensch durch seelische Anspannung und nachfolgende Ermüdung auch körperlich hinfälliger wirken kann [166].

Im Umgang mit älteren Patienten ist stets daran zu denken, daß die psychische und körperliche Verfassung sowie die soziale Situation aufeinander einwirken und das Gesamtbild prägen.

Zur Basisdiagnostik gehört in der ärztlichen Praxis:
- Die Anamnese und die Fremdanamnese
- Die körperliche Untersuchung
- Die Erhebung des psychischen Befundes
- Das Geriatrische Assessment
- Das „kleine Labor" und eventuell einfache Zusatzuntersuchungen

Anamneseerhebung und Fremdanamnese

Zuerst soll der Patient seine Beschwerden schildern

Fragen zur Krankheitsvorgeschichte sollten im freien Gespräch mit dem Patienten angesprochen werden, wobei dieser zuerst die Möglichkeit hat, seine aktuellen Beschwerden zu schildern. Den Verlauf des Gesprächs sollte der Arzt inhaltlich strukturieren.

Anzustreben ist auch beim älteren Menschen eine „biographische Anamnese"; d. h. die Erhebung der Vorgeschichte beinhaltet nicht nur die medizinischen Aspekte, sondern berücksichtigt auch den lebensgeschichtlichen Kontext.

Nach einem ersten Kontakt mit dem Patienten und gegebenenfalls seiner Begleitperson wird das Gespräch allein mit dem Kranken unter vier Augen geführt. Fragen zur Anamnese sollten bei der Erstuntersuchung (womöglich in einer Akutsituation) auf das diagnostisch Notwendige beschränkt werden. In einer späteren und ruhigeren Phase kann man das Anamnesegespräch zunehmend differenzierend weiterführen.

Die Befragung der Angehörigen (wenn möglich in Gegenwart des Patienten) ist wichtig, wenn die Informationen durch den Patienten nicht ausreichen (z. B. bei starken Erinnerungsstörungen, fehlender Konzentrationsfähigkeit, Verwirrtheit, Bewußtseinsstörungen, stärkerer Erregung usw.) oder wenn es angebracht erscheint, Personen aus dem engeren sozialen Umfeld in die Weiterbehandlung einzubeziehen.

Angehörige in Gegenwart des Patienten befragen

Gelegentlich verschweigt ein älterer Mensch wichtige Symptome, weil er meint, sie seien „normal" für sein Alter. Kurzatmigkeit, rheumatische Schmerzen, eine Einschränkung der Bewegungsfähigkeit oder Nachlassen des Gedächtnisses werden oft aus diesem Grund außer acht gelassen. Deshalb kann es gerade beim älteren multimorbiden Patienten sinnvoll sein, gesundheitliche Probleme systematisch abzuklären. Dabei hilft eine Systemübersicht, die allgemeine und organbezogene Fragen enthalten sollte. Auf diese Weise lassen sich auch solche Beschwerden feststellen, an die der Patient nicht denkt oder die er in bezug auf seine Krankheit für irrelevant hält.

Gesundheitliche Probleme systematisch abklären

▶ Allgemein:
Befinden, Unsicherheit bei Bewegung, Schwäche, Leistungsfähigkeit, Bedarf an vermehrter Hilfe im Alltag, Appetit, Gewichtsveränderungen, rezidivierende Infekte, Schlafstörungen, Isolation, Abnahme sozialer Kontakte
▶ Kopf:
Kopfschmerzen, Gesichtsschmerzen, Sehstörungen, Hörminderung, Tinnitus, Schwindel
▶ Hals:
Schluckbeschwerden
▶ Kardiopulmonal:
Brustschmerzen, Angina pectoris, Aussetzen des Pulses, Ohnmachtsanfälle, Herzrasen, Luftnot in Ruhe

und bei Belastung, bleibender Husten, Auswurf, Ödeme
▶ Gastrointestinal:
Kauschwierigkeiten, Gebißprobleme, Veränderungen des Bauches im Aussehen, Bauchschmerzen, Nahrungsmittelunverträglichkeit, Übelkeit, Erbrechen, Obstipation, Diarrhoe, Stuhlinkontinenz, Stuhlbeimengungen
▶ Urogenital:
Inkontinenz, imperativer Harndrang, Miktionsbeschwerden (Schmerzen, verzögertes Harnlassen), Nykturie, Veränderungen des Urins, Impotenz, vaginale Blutungen
▶ Skelettsystem:
Gelenkschmerzen, -schwellungen, Muskelschmerzen allgemein oder an bestimmten Körperteilen, Fußbeschwerden, kalte Füße, nächtliche Wadenschmerzen oder Schmerzen bei längerem Gehen
▶ Neurologisch:
Bewußtlosigkeit, Stürze, Schwindel, Kräfteverlust, Gefühlsstörungen, Mißempfindungen
▶ Psychisch:
Nachlassen des Gedächtnisses, Schlafstörungen, Traurigkeit, Empfinden, das Leben nicht mehr bewältigen zu können, Angst
▶ Haut:
Jucken, Allergien
▶ Genußmittel:
Nikotin, Alkohol
▶ Medikamente:
Anzahl der Medikamente und Zeitpunkt der Einnahme, Befindlichkeitsstörungen, die auf Arzneimittel zurückgeführt werden, bekannte Medikamentenunverträglichkeiten.

Zuerst einen Überblick gewinnen

Motorische Funktionen prüfen

Um rasch einen Überblick über den Zustand des Patienten zu erhalten, kann der Arzt diesen bitten, sich zu setzen, wieder aufzustehen und umherzugehen. Er wird so beurteilen können, inwieweit die Bewegung und die mo-

Besonderheiten der Diagnostik

torischen Funktionen harmonieren. Anschließend kann er das Hör- und Sehvermögen des Patienten kontrollieren, indem er ihn einige Zeilen aus der Zeitung vorlesen läßt.

Bestehen Zweifel an der Verwertbarkeit der Angaben, sei es aufgrund eines dementiellen Syndroms oder einer Bewußtseinstrübung, ist ein Gedächtnis- und Orientierungstest erforderlich. Meist lassen sich die kognitiven Fähigkeiten unauffällig anhand einiger Fragen ermitteln. Man kann sich zum Beispiel erkundigen, womit sich der Patient tagsüber beschäftigt, ob er liest oder nicht, welche Zeitung oder Illustrierte er vorzieht, welches Buch er zuletzt gelesen hat, ob er fernsieht, welches Programm er bevorzugt, ob er die Tagesschau ansieht und wer Bundeskanzler bzw. Bundespräsident ist.

Gedächtnis und Orientierung lassen sich anhand einiger Fragen ermitteln

Der Arzt kann dem Patienten aber ohne weiteres auch mitteilen, daß eine kurze Gedächtnisprüfung wichtig sei und daß er herausfinden wolle, ob der Patient die Namen von fünf Städten, fünf Blumen und fünf Farben behalten kann. Es ist auch möglich, ihm eine Aufgabe zu stellen, zum Beispiel die „7er-Reihe" (100-7, 93-7, 86-7 usw.) oder ihn die Monate des Jahres vorwärts bzw. rückwärts aufsagen zu lassen usw. Solche einfachen Tests sind ohne Aufhebens durchführbar, wobei man sie in das Anamnesegespräch einfließen lassen kann.

Die körperliche Untersuchung

Bei der körperlichen Untersuchung lassen sich nützliche diagnostische Hinweise bereits aus dem allgemeinen Erscheinungsbild gewinnen:
- ▶ Krankheitszeichen (z. B. kardiale oder respiratorische Symptome, wie erschwertes oder forciertes Atmen; Hinweise auf Schmerzen, wie Schonhaltung eines schmerzenden Körperteils);
- ▶ Gewicht: In der Regel ist bei Betagten über 70 Jahren eine leichte Gewichtsabnahme festzustellen;
- ▶ Haltung, Bewegung, Gang (z. B.: Bevorzugt der Patient eine sitzende Stellung, wie etwa bei Linksherzinsuffizienz oder lehnt er sich mit gekreuzten Armen

Das Erscheinungsbild liefert nützliche diagnostische Hinweise

vor, wie etwa bei einer chronisch obstruktiven Lungenerkrankung?);
▶ Kleidung, Äußeres und Körperhygiene (Ein ungepflegtes Äußeres findet sich z. B. vermehrt bei Depression und dementiellen Syndromen.);
▶ Gesichtsausdruck (Angst, Depression, Verlegenheit, Ärger, Apathie spiegeln sich oft wider. Ein mimikarmes Gesicht findet sich beim Morbus Parkinson, aber auch bei Depression und Demenz.);
▶ Verhaltensweise, Gemütslage und Beziehungen zu anderen Personen (insbesondere im Zusammenhang mit der psychosozialen Anamnese von Bedeutung);
▶ Sprache (Klarheit und Spontaneität der Sprache).

Die allgemein-körperliche Untersuchung sollte zumindest beim ersten Mal eine Ganzkörperuntersuchung beinhalten. Gleichzeitig empfiehlt sich eine grob orientierende neurologische Untersuchung, insbesondere im Hinblick auf Sensibilitäts- und Gleichgewichtsstörungen.

Erhebung des psychischen Befundes

Auch die Erhebung des psychischen Befundes sollte im Rahmen eines Gesprächs mit dem Patienten erfolgen und, soweit möglich, nicht in Gegenwart weiterer Personen (beispielsweise Angehörigen, Pflegekräften, Arzthelferinnen usw.).

Der Arzt sollte dem Patienten mitfühlend und zugewandt begegnen

Der Arzt sollte dem Patienten erkennbar mitfühlend, zugewandt, mit angemessenem Ernst und ausreichender Distanz begegnen, wobei das optimale psychogeriatrische Untersuchungsgespräch eine dem Einzelfall und dem jeweiligen Zweck der Untersuchung angepaßte Kombination von Interview, Exploration und Anamneseserhebung darstellt [166].

Die Beschreibung eines möglicherweise erhobenen psychopathologischen Befundes sollte ein plastisches Bild nicht nur von der Erkrankung, sondern auch von der Person des älteren Patienten zeichnen. Vorschläge für den Aufbau eines psychischen Befundes – wie er in der Allgemeinpsychiatrie üblich ist – mit Formulierungshilfen sind im Anhang (Seite 162 ff.) zu finden. Auf die spezielle Erfassung und Dokumentation von depressiven Verstimmungen bzw. dementiellen Abbauerscheinungen wird extra noch im Abschnitt Assessment eingegangen (siehe unten). Während der Behandlungsphase möglicher psychischer Veränderungen sollte immer wieder ein psychischer Befund erhoben werden (Verlaufsbeschreibung). Dies kann zum Beispiel bei dementiellen Syndromen im Rahmen eines Assessments erfolgen.

Das Geriatrische Assessment

Alternsprozesse und Krankheiten – auch wenn sie individuell unterschiedlich ausgeprägt sind – resultieren fast immer in funktionellen Beeinträchtigungen im Alltag, die sich auf die Lebensqualität auswirken. Lebensqualität hat beim Älteren eine höhere Bedeutung als beim Jüngeren [57], und deshalb kommt ihr besonderer Wert für die Diagnostik und Therapie in der ärztlichen Praxis zu. Eine ausschließlich an Diagnosen orientierte Arbeitsweise ohne Berücksichtigung funktioneller Aspekte wird den Problemen betagter Patienten in der Regel nicht gerecht und kann nur bedingt erfolgreich sein. Zahlreiche Studien zeigen, daß auch bei sorgfältiger „konventioneller" Diagnostik entscheidende Behinderungen alter Patienten unterschätzt, verkannt oder einfach übersehen werden [147].

In der geriatrischen Medizin hat sich deshalb zur Überprüfung der Funktionsebenen und damit auch häufig der Lebensqualität das sogenannte multidimensionale Geriatrische Assessment (engl.: assess = einschätzen, beurteilen, bewerten) eingebürgert, das man etwa mit umfassender Bestandsaufnahme oder Beurteilung übersetzen kann. Es beinhaltet eine Reihe von Funktionsuntersuchungen und erfaßt zudem die soziale und ökonomische Situation des Patienten. Die verwendeten Tests und Funktionsprüfungen werden als Assessment-Instrumente bezeichnet.

Das Assessment stellt eine Ergänzung der üblichen klinischen Diagnostik in der Praxis dar, indem es die praktische Bedeutung medizinischer Befunde berücksichtigt. Im Zentrum des Interesses steht die Frage, was

Lebensqualität ist beim älteren Menschen von hoher Bedeutung

Das Assessment ergänzt die medizinische Diagnostik

Besonderheiten der Diagnostik

der Patient „nicht mehr kann" und was er „noch kann" (Defizit-Ressourcen-Modell).

Nach der Anamneseerhebung wird im Rahmen der klinischen Untersuchung das Geriatrische Assessment durchgeführt. Die verschiedenen Tests zielen auf eine möglichst genaue Erfassung von behandelbaren Funktionsdefiziten und aktivierbaren Funktionsressourcen ab und ermöglichen damit eine gezielte Planung der Therapie und möglicher Rehabilitationsmaßnahmen. Als bedeutsamer Nebenbefund ergeben sich auch Hinweise auf die für den Patienten günstigste Lebensform (vielleicht unter Einsatz von Hilfsmitteln und Hilfe) und Plazierung.

Vielzahl von Tests

Für die Erfassung von Funktionsausfällen steht eine Vielzahl von Tests zur Verfügung, von denen sich einige aufgrund der leichten Handhabung, raschen Durchführbarkeit und relativ hohen Aussagekraft bewährt haben. Dies sind der Barthel-Index [117] (siehe Anhang, Seite 166 f.) sowie die Tests von Katz [91] und Lawton [103], welche die Aktivitäten des täglichen Lebens erfassen (Activities of Daily Living: ADL, Instrumental Activities of Daily Living Scale: IADL) und der Mini-Mental-Test nach Folstein [53] (siehe Anhang, Seite 168), der eine Abschätzung der kognitiven Leistungsfähigkeit ermöglicht. Das emotionale Befinden kann anhand einer sogenannten Depressions-Skala (zum Beispiel nach Yesawage [204], siehe Anhang, Seite 169) evaluiert werden. Ein Test, der die Sturzgefährdung umfaßt und den Funktionszustand des Bewegungsapparates überprüft, ist der Mobilitäts-Test von Tinnetti [193] (siehe Anhang, Seite 170 f.). Weitere wichtige Informationen liefern die Messung der Unterarmkraft und der Gehstrecke, das Zählen eines definierten Geldbetrages, die Ausführung eines Telefonats und das Entnehmen von Tabletten aus handelsüblichen Verpackungen.

Einzelprüfungen über mehrere Tage verteilen

Die Funktionsuntersuchungen müssen durch einen Hörtest und einen Sehtest ergänzt werden. Die Prüfungen des Assessments sind zwar im einzelnen für den Betagten nicht sehr belastend, stellen aber insgesamt eine hohe Beanspruchung dar und sollten daher über mehrere Tage verteilt stattfinden. Diese Vorgehensweise erhöht zudem die Validität der Ergebnisse [147]. Bei wiederholter Durchführung der Tests zur Beurteilung des Krankheitsverlaufs ist darauf zu achten, daß die gleichen Rahmenbedingungen wie bei der Erstuntersuchung vorliegen.

Im Anhang (Seite 165) findet sich als Beispiel ein Geriatrisches Assessment der Geriatrischen Kliniken Velbert/Wuppertal der Kliniken St. Antonius, das die meisten der oben genannten Funktionstests beinhaltet.

Das „kleine Labor"

Da Ältere oft nur unvollständig über Beschwerden und Krankheitszeichen berichten und viele Krankheiten im Alter atypisch verlaufen, ist ein etwas großzügigeres Laborscreening zu rechtfertigen.

Bei entsprechender Fragestellung sollten EKG, Langzeit-EKG, Langzeit-Blutdruckmessung, Sonographie und Doppleruntersuchungen angeschlossen werden. Diese Basisuntersuchungen sind wenig zeitaufwendig und für den Patienten nicht sehr eingreifend.

Tab. 1: Laborscreening beim älteren Patienten im Hinblick auf häufige Krankheitsbilder.

Häufige Krankheitsbilder	Laborparameter
Störungen der Schilddrüsenfunktion	TSH
Osteopathie	Kalzium, Alkalische Phosphatase, P, eventuell Vitamin D
Erkrankungen von Leber u. Galle	Gamma GT, GOT, GPT, Bilirubin, Quick, eventuell Hepatitisserologie
Diabetes mellitus	Blut- und Urinzucker
Entzündungen	Diff.-BB., BSG, CRP, Urinstatus
Anämie	Blutbild, okkultes Blut im Stuhl,
Elektrolytstörungen	Natrium, Kalium
Dehydratation	Natrium, Hämatokrit
Mangelernährung	Albumin
Abschätzung der Störungen der Nierenfunktion	Kreatinin, Harnstoff (Kreatinin-Clearance anhand Formel, siehe Seite 40)

Besonderheiten der Diagnostik

Suchtests für die Praxis

In den letzten Jahren haben sich zunehmend sogenannte „kleine Suchtests" für typisch geriatrische Symptome entwickelt. Sie sollten einer weitergehenden Diagnostik vorgeschaltet werden, um dem betagten Patienten unnötige Belastungen zu ersparen (Tab. 2).

Tab. 2: Basisdiagnostik bei unspezifischen Symptomen.

Anorexie	Urin, Hämatokrit und Diff.-BB., Elektrolyte, EKG, TSH, Depressionsskala, Impaktbildung
Delir	Urin, Hämatokrit und Diff.-BB., Elektrolyte, TSH, Röntgen-Thorax, Abdomensonographie, Blutgase, EKG
Veränderungen im Funktionsbereich	Urin, Hämatokrit und Diff.-BB., Elektrolyte, TSH, Röntgen-Thorax, Abdomensonographie, EKG, Depressionsskala
Stürze	Urin, Hämatokrit und Diff.-BB., Elektrolyte,
Schwäche (nicht einseitig)	Urin, Hämatokrit und Diff.-BB., Elektrolyte, TSH, Röntgen-Thorax
Inkontinenz (Beginn oder Verschlechterung)	Urin, Impaktbildung,
Dyspnoe	Blutgase, Röntgen-Thorax, Hämatokrit mit Diff.-BB., EKG

Einflüsse auf die Diagnostik

Verlauf oft uncharakteristisch und schleichend

Bei multimorbiden älteren Patienten wird das diagnostische Auflösen des „Krankheitspaketes" oft zusätzlich durch den meist uncharakteristischen und schleichenden Verlauf von Krankheiten erschwert. Entsprechende Symptome werden häufig mit sogenannten Altersbeschwerden (reduzierte Leistungsfähigkeit, physische Schwäche, Konzentrationsschwäche usw.) verwechselt, gelegentlich überhaupt nicht wahrgenommen, manchmal aber durch psychische Erkrankungen (Depressionen) vorgetäuscht. Die Manifestation der Krankheiten ändert sich, d. h. sie ist weniger akut und kann nur bei längerer Beobachtung erfaßt werden. Diese atypische Symptomatik, oft Symptomarmut genannt, besteht nicht nur bei chronischen Erkrankungen, sondern vielfach auch bei akuten Ereignissen. So kann sich beispielsweise der akute Herzinfarkt beim Betagten statt mit typischen Herzbeschwerden durch Schocksymptomatik, Verwirrtheit, Zeichen der Herzdekompensation oder gastrointestinale Beschwerden wie Übelkeit, Brechreiz und Durchfall äußern. Nur bei 20 Prozent der älteren Patienten findet sich bei einem frischen Herzinfarkt der typische Thoraxschmerz mit Angina pectoris.

Symptomarmut auch bei akuten Erkrankungen

In diesem Zusammenhang ist auch die „Greisenpneumonie" hervorzuheben, die wegen ihrer Symptomarmut meist zu spät diagnostiziert wird und daher heute noch, trotz möglicher antibiotischer Maßnahmen, mit einer hohen Letalität belastet ist. Ähnliche Probleme ergeben sich bei der Lungentuberkulose im Alter. Die Mehrheit, nämlich über 60 Prozent dieser Patienten, fühlt sich fast gesund, obwohl aktive Lungenherde und Tuberkelbazillen-haltiger Auswurf vorhanden sind. Zu erwähnen ist an dieser Stelle auch das typische Altersulkus mit einer relativen Indolenz.

Für die atypische Präsentation von Krankheitssymptomen im Alter werden in der Regel mehrere Gründe angeführt. Ohne Zweifel ist im Rahmen der altersbedingten physiologischen Veränderungen die Reaktion auf bestimmte akute Erkrankungen schwächer ausgeprägt (z. B. fehlendes Fieber bei der Pneumonie, fehlender Schmerz); aber auch die veränderte Homöostase führt zu anderen Erscheinungsbildern, als wir sie beim jüngeren Patienten kennen (z. B. kommt es beim akuten Herzinfarkt aufgrund fehlender Reservekapazität zur zerebralen Minderdurchblutung mit Verwirrtheit). Durch konsekutives Multiorganversagen treten oft völlig andere Symptome in den Vordergrund und verschleiern den Auslöser der Krankheit. So ist es keine Seltenheit, daß sich Anämien oder Hyperthyreosen im Alter als Koronarinsuffizienz manifestieren oder daß sich eine Pneumonie als triviale Verwirrtheit präsentiert. Durchfallerkrankungen wiederum lassen häufig eine latente Niereninsuffizienz manifest werden.

Schwächere Reaktion, veränderte Homöostase

Oft überlagern sich im Rahmen der Multimorbidität verschiedene Krankheitsbilder. Eine Differenzierung ist

Verschiedene Krankheitsbilder können sich überlagern

Besonderheiten der Diagnostik

Tab. 3: Beispiele für häufig medikamenteninduzierte Symptome bei alten Patienten (nach [61]).

Symptom	Verursachende Medikamente
Anorexie	Digitalis, Levodopa
Arrhythmie	Digoxin, Isoprenalin, trizyklische Antidepressiva
Bradykardie	Betablocker, Digoxin, Dihydroergotamin
Depression	Levodopa, Methyldopa, Reserpin
Diabetes	Steroide, Thiazide
Diarrhoe	Chronischer Abführmittelabusus, Antibiotika, Cholestyramin, Zytostatika
Dyskinesien im Gesichtsbereich	Levodopa, Bromokriptin, Phenothiazine
Erythem	Ampizillin, Sulfonamide, andere gelegentlich
Gastrointestinale Blutung	Indometazin, nichtsteroidale Antiphlogistika
Gynäkomastie	Digoxin, Östrogene, Spironolakton
Hypothermie	Phenothiazine (besonders bei Hypothyreose)
Ikterus	Anabolisch wirkende Steroide, Chlorpromazin
Inkontinenz	Diuretika, Levodopa, Anticholinergika, Beruhigungsmittel
Makrozytäre Anämie	Antikonvulsiva, Sulfamethoxazol
Obstipation	Anticholinergika, Kodein, Kodeinderivate, Morphine, Antazida, Antiparkinsonmittel, Eisenpräparate, MAO-Hemmer, Neuroleptika, Psychopharmaka, (insbesondere Sedativa), Wismutpräparate
Ödeme	Kalziumantagonisten
Orthostatischer Blutdruckabfall	Antihypertensiva, Benzodiazepine, Diuretika, Levodopa, Phenothiazine, trizyklische Antidepressiva
Schleimhautulzera	Emeproniumbromid
Übelkeit, Erbrechen	Sulfamethoxazol, Digoxin, Levodopa, Morphine, Östrogene
Verwirrtheitszustände	Anticholinergika, Antikonvulsiva, Antidepressiva Antihistaminika, Benzodiazepine, Betablocker, Bromkriptin, Digoxin, Hypnotika, Levodopa, Methyldopa, Phenothiazine, Steroide
Wasserretention	Carbenoxolon, Östrogene, Steroide

dann auch für den Patienten selbst schwierig. Für ihn stehen diejenigen Symptome im Vordergrund, die seine

Besonderheiten der Diagnostik

Lebensqualität am meisten beeinträchtigen. Entsprechende Beschwerden werden selektiv und mit Nachdruck geschildert, obwohl sie vielleicht für die akute, vital bedrohliche Situation nur von untergeordneter Bedeutung sind: Ein Patient mit einem perforierten Magenulkus berichtet beispielsweise nur am Rande über einen dumpfen Bauchschmerz, klagt aber vehement über eine seit längerem bestehende, aktivierte Gelenksarthrose, da letztere seine Alltagsaktivitäten erheblich einschränkt. Nicht vergessen darf man, daß auch Nebenwirkungen von Medikamenten mit bestehenden Krankheitsbildern interferieren können, ohne daß der Patient sie als solche erkennt. Zu denken wäre beispielsweise an die Muskelschwäche bei Saluretika-bedingter Hypokaliämie, die immer wieder als Verschlimmerung einer Herzinsuffizienz fehlgedeutet wird.

Einfluß von Medikamenten

Auch diagnostische Warnsymptome können durch die Einnahme von Medikamenten verändert oder abgeschwächt werden. Beispielhaft sei hier nur die Gabe von Betablockern bei Diabetikern erwähnt. Oft läßt sich dann die Schwere der Krankheit nicht mehr aus den vorliegenden Symptomen erschließen; kritische Verläufe können leicht übersehen werden. In Tabelle 3 sind einige Symptome aufgeführt, die häufig von Medikamenten hervorgerufen werden.

Nicht zuletzt werden manche Symptome von den Patienten einfach als altersgegeben hingenommen, teilweise sogar tabuisiert. Ein Paradebeispiel dafür ist die Inkontinenz. Wie wir in eigenen Untersuchungen feststellen konnten, sprechen fast 50 Prozent der Betroffenen nicht mit ihrem Hausarzt über das Problem, obwohl die meisten schon länger als ein halbes Jahr darunter leiden [201].

Manche Symptome werden tabuisiert

Tab. 4: Einflüsse auf die Diagnostik.

- ▶ schleichender Verlauf
- ▶ atypische Symptomatik
- ▶ Chronizität
- ▶ verborgene Morbidität
- ▶ Maskierung durch bekannte Erkrankungen
- ▶ fehlgedeutete Nebenwirkungen von Medikamenten
- ▶ Tabuisierung durch den Patienten

Besonderheiten der Therapie

Ähnlich wie beim jungen Patienten hat sich auch beim alten Menschen die Therapieplanung am Behandlungsziel auszurichten. Dieses lautet in der Regel „Verbesserung bzw. Erhaltung der Lebensqualität" mittels ganzheitlichem Therapieansatz (physisch, psychisch, sozial) unter Beachtung der individuellen Wertvorstellungen. Im Unterschied zum jüngeren Patienten sollte also nicht so sehr das medizinisch Machbare, sondern das subjektive Wohlbefinden im Mittelpunkt stehen.

Für die meisten älteren Menschen bedeutet Lebensqualität: noch Kompetenz im Alltag haben. Demzufolge richtet sich die Therapieplanung nicht in erster Linie an Krankheit und Organschädigungen aus, sondern an Einschränkungen der Funktion mit den daraus resultierenden Folgen im sozialen Umfeld. Die Funktionalität zu erhalten bzw. wieder herzustellen, muß unser oberstes Behandlungsziel sein. Konkret heißt das: Es geht nicht primär um das Heilen von Krankheiten, sondern vielmehr um die Fähigkeit des Patienten, seinen Alltag eigenständig zu bewältigen.

Oberstes Behandlungsziel: Erhaltung der Funktionalität

Ausdruck dieses Denkens ist der Einsatz des Geriatrischen Assessments (siehe Seite 25), das in diesem Sinne auch Ausdruck einer erfolgreichen bzw. erhaltenden Therapie ist und entsprechend als Dokumentationsgrundlage dient.

Behandlung der Situation des Patienten anpassen

Die jeweilige Behandlung muß der Situation, d. h. der körperlichen und psychischen Verfassung des Patienten angepaßt sein. Das klingt trivial, bedeutet aber auch, daß zunächst die Frage nach dem geeignetsten Behand-

Tab. 5: Kriterien für die Therapieplanung beim älteren Patienten.

- ▶ Wertvorstellungen des Patienten
- ▶ physiologische Veränderungen
- ▶ bestehende Multimorbidität
- ▶ bestehende Multimedikation
- ▶ momentane funktionelle Situation
- ▶ momentane Krankheitseinsicht
- ▶ möglichst Vermeidung von stationären Aufenthalten

lungsort zu beantworten ist. Vor- und Nachteile einer häuslichen und klinischen Umgebung sind gewissenhaft gegeneinander abzuwägen.

In der häuslichen Umgebung kennt der Ältere sich aus, ist orientiert und lebt nach alten Gewohnheiten. Muß er aus Behandlungsgründen seine ihm vertraute Umgebung verlassen, kann dies zu einer zusätzlichen Belastung werden: Nicht selten reagiert ein älterer Mensch, der bis dahin ruhig und orientiert zu Hause gelebt hat, im Krankenhaus mit Desorientiertheit, Angst und motorischer Unruhe; er wird delirant, verwirrt. So kann unter Umständen eine gut gemeinte Krankenhauseinweisung, z. B. wegen einer massiv dekompensierten Herzinsuffizienz, zu einer Einbahnstraße ins Pflegeheim werden, weil der Patient trotz hervorragender medizinischer Behandlung aufgrund seines neu aufgetretenen Verwirrtheitszustandes nicht mehr zurück nach Hause kann.

Es muß daher die Regel gelten, daß der ältere Patient grundsätzlich und wenn immer möglich, in seiner gewohnten Umgebung behandelt werden sollte. Der seit vielen Jahren praktizierte Alltag, die Gewohnheiten, die gleichmäßige Wahrnehmung der äußeren Umgebung können gerade für den mit seiner geistigen Leistungsfähigkeit auf der Kippe stehenden älteren Menschen eine Stütze und sogar ein gutes Therapeutikum sein. Dort hat er seine Beschäftigung, seinen Lebensrhythmus, die das Krankenhaus auch durch Beschäftigungstherapie, Gymnastik, Strukturierung des Tagesablaufes und andere Maßnahmen nicht ersetzen kann.

Ältere möglichst in der gewohnten Umgebung behandeln

Solche Überlegungen schließen natürlich nicht aus, daß ein älterer Patient wegen der Schwere seiner körperlichen und/oder psychischen Erkrankungen oder auch wegen unzureichender Versorgungsmöglichkeiten im häuslichen Bereich in stationäre bzw. teilstationäre Behandlung aufgenommen werden muß. Dann sollte aber der multimorbide Patient mit drohender oder vielleicht schon bestehender Behinderung in eine für ihn besonders ausgerichtete Einrichtung (geriatrische Klinik, geriatrische Tagesklinik, geriatrische Rehabilitationseinrichtung) eingewiesen werden. Dies wird unter Umständen noch nicht überall möglich sein, der Aufbau

Stationäre Therapie am besten in einer geriatrischen Einrichtung

flächendeckender geriatrischer Versorgungseinrichtungen schreitet aber schnell voran.

Medikamentöse Therapie

Seit vielen Jahren entfallen mehr als die Hälfte aller insgesamt in Deutschland verordneten Medikamente auf die über 60jährigen. Hinzu kommt noch die hohe Zahl rezeptfreier, aber ärztlich empfohlener Substanzen. Die derzeit umfangreichste Untersuchung einer älteren Population im deutschen Sprachraum, die Berliner Altersstudie [118], bestätigt dies: Von den befragten 70jährigen und älteren gaben 96 Prozent an, ständig mindestens ein Medikament einzunehmen (87 Prozent auf ärztliche Verordnung), 56 Prozent nahmen sogar fünf und mehr Medikamente ein. In der letzten Gruppe war die Multimedikation bei 23 Prozent ausschließlich auf ärztliche Verordnung zurückzuführen, wobei sie mit einer Multimorbidität korrelierte. So wiesen laut Hausarztbefragungen 94 Prozent der Älteren fünf oder mehr Diagnosen auf.

Oft inadäquate Medikation

Trotz der mit mehrfacher Medikamenteneinnahme oft verbundenen „Über"-Medikation konstatierte ein studienunabhängiges Medizinergremium bei ca. 10 Prozent der Patienten eine „Unter"-Medikation – bezogen auf Alter und Diagnosen. Hinweise auf eine „Fehl"-Medikation bei älteren Patienten unter Berücksichtigung von Diagnose, Alter und Begleiterkrankungen sind nur schwer einzuschätzen. Bei Anwendung entsprechender Kriterien auf die Daten der Teilnehmer an der Berliner Altersstudie war eine Fehlmedikationsrate von ca. 19 Prozent festzustellen. Zusammen mit der Zahl überflüssig eingenommener Arzneimittel ergibt sich, daß bei etwa 28 Prozent dieser Patienten eine als inadäquat zu bezeichnende Medikamentenversorgung bestand.

Parallel zur Mehrfachmedikation älterer Menschen muß auch die Häufigkeit unerwünschter Arzneimittelwirkungen beachtet werden. Ihre Zahl steigt nahezu linear zur Anzahl der Medikamente an – pro zusätzliches Präparat um etwa 4 bis 6 Prozent. Darüber hinaus müssen bei gleichzeitiger regelmäßiger Gabe von sechs Medikamenten durchschnittlich eine, bei Einnahme von acht Medikamenten schon vier potentiell antagonistische Interaktionen erwartet werden.

Unerwünschte Arzneimittelwirkungen treten beim älteren Menschen auch in für das Erwachsenenalter durchaus üblichen Dosierungen auf. Auch die Variabilität der Arzneimitteleffekte nimmt mit steigendem Alter zu. Es muß also eine Nutzen/Risiko-Abwägung erfolgen, die das mögliche Auftreten von Nebenwirkungen oder Interaktionen mit anderen Arzneimitteln dem erhofften Behandlungseffekt gegenübergestellt. Dabei ergeben sich erfahrungsgemäß in der ambulanten Behandlung mehr Probleme als in der stationären Versorgung. Untersuchungen aus den USA zufolge ist es ein statistisch durchaus relevantes Risiko, Patienten potentiell gefährliche Medikamente selbst und ohne Kontrolle durch medizinisches Personal einnehmen zu lassen [152].

Nebenwirkungen auch in üblichen Dosierungen

Im Rahmen der Multimorbidität sind Arzneimitteleffekte im Einzelfall sehr schwer vorauszusehen. Trotzdem ist eine differenzierte Pharmakotherapie ohne Zweifel ein Segen für den älteren Patienten. Für einen therapeutischen Nihilismus gibt es keinen Grund. Zu warnen ist nur vor einer unbedachten Polypragmasie. Dazu gehört auch die vielfach zu beobachtende Neigung des Arztes, jedes Symptom mit einem vermeintlich passenden Medikament zu behandeln, ohne über andere Hilfen nachzudenken.

Cave: unbedachte Polypragmasie

Erwähnt werden muß auch die hohe Prävalenz des Arzneimittelmißbrauchs bei älteren Patienten. Unter den verschreibungspflichtigen Medikamenten sind in diesem Zusammenhang neben Analgetika und Hypnotika insbesondere Tranquilizer vom Benzodiazepintyp hervorzuheben. Es wird geschätzt, daß etwa ein Viertel aller älteren Menschen bei Verwendung psychotroper Substanzen mit Abhängigkeitspotential auf längere Sicht Mißbrauch bzw. Abhängigkeit entwickelt [171].

Hohe Prävalenz des Arzneimittel-Mißbrauchs

Zu den oft wenig beachteten Mißbrauchsformen zählt weltweit der Abusus von nicht verschreibungspflichtigen Medikamenten, die erfahrungsgemäß mit steigendem Lebensalter in zunehmender Zahl eingenommen werden [128]. Ihre wesentlichsten Vertreter sind Analgetika, Antihistaminika, verschiedene „Geriatrika", Anti-

Besonderheiten der Therapie

tussiva, Laxantien und die unübersehbare Zahl von alkoholhaltigen „Stärkungsmitteln".

Unerwünschte Arzneimittelwirkungen

Eine Arzneimittelnebenwirkung wird allgemein definiert als schädlicher, nicht beabsichtigter und unerwünschter Effekt eines Arzneimittels, das in üblicher Dosierung zur Prophylaxe, Diagnose oder Therapie eingesetzt wird. Bei der Behandlung älterer Patienten wird teilweise eine erweiterte Definition benutzt. Sie schließt hier auch den Faktor Verordnungsweise sowie den Umgang mit Arzneimitteln durch Patienten ein [96].

Aus einer Metaanalyse von 39 gut geplanten prospektiven Studien aus den Jahren 1964 bis 1995 zu Nebenwirkungen von Arzneimitteln in den USA geht hervor, daß unerwünschte Effekte in 4,7 Prozent Anlaß für eine Krankenhausaufnahme sind und in 2,1 Prozent während eines stationären Aufenthalts auftreten [104]. In den Studien wurden nur die ernsthaften Nebenwirkungen erfaßt, die zu einer Krankenhausaufnahme, einer Verlängerung des Krankenhausaufenthaltes, einer dauerhaften Behinderung oder zum Tode führten. Fehlerhafte und mißbräuchliche Einnahme waren ausgeschlossen. 0,32 Prozent der unerwünschten Arzneimittelwirkungen endeten tödlich, so daß sie die viert- bis sechsthäufigste Todesursache in den USA darstellen.

Viert- bis sechsthäufigste Todesursache in den USA

Überträgt man die Zahlen aus den USA auf deutsche Verhältnisse, kommt man auf jährlich 919.000 Patienten mit ernsthaften Arzneimittelnebenwirkungen. Erhebungen aus Bremen für den Krankenhausbereich [172] schätzen, daß stationär jährlich 120.000 bis 240.000 schwerwiegende arzneimittelbedingte Erkrankungen auftreten, von denen 8.000 bis 16.000 tödlich verlaufen. Angesichts der Brisanz dieser Zahlen müssen wir uns als verschreibende Ärzte daran erinnern, daß die Pharmakotherapie gerade beim älteren Patienten immer ein zweischneidiges Schwert ist, daß also Risiken und Nutzen sorgfältig gegeneinander abgewogen werden müssen [179].

Nutzen und Risiken gegeneinander abwägen

Nebenwirkungen von Medikamenten betreffen in besonderem Maße den älteren Patienten (Literatur bei

[153]). Sie treten bei Älteren etwa drei- bis siebenmal häufiger auf als bei Jüngeren. Im Alter nimmt nicht nur ihre Häufigkeit, sondern auch ihr Schweregrad zu [133]. Nach Kruse [96] weisen von den über 65jährigen stationären Patienten sogar 10 bis 20 Prozent eine Arzneimittelnebenwirkung auf; sie besteht entweder schon bei der Aufnahme oder entwickelt sich während des Klinikaufenthaltes.

Häufigere und schwerere Nebenwirkungen im Alter

Ohne Zweifel ist es ein ganzes Bündel von Faktoren, das zur hohen Zahl von unerwünschten Arzneimittelwirkungen beim älteren Patienten beiträgt. Dazu gehören physiologische Altersveränderungen, alterstypische Krankheitsbilder, die Multimorbidität mit häufiger Multimedikation und funktionale Defizite. Auf einige physiologische Veränderungen mit Bedeutung für Arzneiwirkungen sei im folgenden eingegangen.

Für die medikamentöse Therapie wichtige Altersveränderungen

Ausschlaggebend für den größten Teil der individuell unterschiedlichen Arzneimitteleffekte im Alter sind veränderte Pharmakokinetik und Pharmakodynamik aufgrund physiologischer Organveränderungen. Diese können sich auf die Absorption, den Metabolismus, die Verteilung und die Exkretion auswirken (Tab. 6).

Daraus folgt zum einen, daß der Funktionszustand der Organsysteme untersucht werden muß, zum anderen aber auch, daß bei einem körperlich relativ gesunden älteren Menschen, der einer Pharmakotherapie (z. B. wegen einer psychischen Störung) bedarf, die sogenannten altersbedingten Organveränderungen zu berücksichtigen sind. Dabei ist zusätzlich zu beachten, daß sich nicht alle altersphysiologischen Organveränderungen intraindividuell in jeder Lebensphase gleichzeitig und gleichartig auswirken. Arzneimitteleffekte sind daher beim älteren Patienten im Einzelfall sehr schwer vorauszusehen.

Arzneimitteleffekte im Einzelfall schwer vorauszusehen

Resorption
Jedes Arzneimittel muß an den Ort seiner Wirkung transportiert werden. In der Regel gelangt es über den Magen-Darm-Trakt in das Blut. Im Alter treten eine

Besonderheiten der Therapie

Tab. 6: Altersveränderungen, die Einfluß auf die Pharmakokinetik haben können.

Absorption:	Verringerter gastrischer pH-Wert, reduzierte Motilität, Verringerung der intestinalen Resorptionsfläche und des Blutflusses
Metabolismus:	Verringerter hepatischer Blutfluß, reduzierte Enzymaktivität, verringerter First-Pass-Effekt
Verteilung:	Häufig Verringerung des Körpergewichts, dabei relative Zunahme des Fettgewebes auf Kosten des aktiven Parenchyms und Muskelgewebes, Reduzierung des Gesamtkörperwassers, Abnahme des Plasma-Albumins, reduzierter Herzminutenvolumen
Exkretion:	Reduzierung der renalen Ausscheidungsfunktion (glomeruläre Filtrationsrate, renaler Plasmafluß)

Resorption kann zeitlich verzögert oder beeinträchtigt sein

Reihe von Veränderungen im oberen Gastrointestinaltrakt auf (z. B. Zunahme des pH-Wertes im Magen, verminderter Blutfluß im Splanchneusgebiet), die den zeitlichen Verlauf und/oder das Ausmaß der Resorption beeinträchtigen können. Für Kalzium, Eisen, Thiamin und einige Zucker, die über aktive Transportprozesse aufgenommen werden, sind Einschränkungen der Resorption im Alter beschrieben (Literatur bei [153]). Die Aufnah-

Tab. 7: Substanzen, bei denen es Hinweise auf eine Verschlechterung der Resorption im Alter gibt (nach [48]).

Substanz	Änderung der Resorption
Baclofen	Verzögerung
Calcium	Verminderung
Chlorazepam	Verminderung
Chlormezanon	Verzögerung
Cobalamin	Verminderung
Digoxin	Verzögerung
Eisen	Verminderung
Flurazepam	Verzögerung
Folsäure	Verminderung
Levodopa	Verminderung
Mexitelin	Verzögerung
Nitrazepam	Verzögerung
Prazepam	Verzögerung
Prazosin	Verminderung
Thiamin	Verminderung

me der meisten Arzneimittel erfolgt jedoch über passive Diffusion, die im Alter nicht verändert ist. Geringe Verzögerungen der Resorption (Tab. 7), wie sie z. B. für Digoxin gefunden wurden, sind meist für die Praxis irrelevant, sollten aber dem behandelnden Arzt bekannt sein.

Verteilung
Das Hauptbindungsprotein im Plasma ist Albumin, dessen Konzentration mit steigendem Alter leicht zurückgeht; sie nimmt kontinuierlich um ca. 0,1 g/100 ml pro Dezennium ab. Neben dem Albumin sind andere Plasmaeiweißkörper sowie Erythrozyten als Transportsysteme von Bedeutung. Die sinkende Albuminkonzentration erklärt, daß im Alter die Eiweißbindung einiger Pharmaka herabgesetzt ist (z. B. Phenytoin, Clobazam, Tolbutamid, Cimetidin). Bei einer Monotherapie mit der jeweils üblichen Dosis ist dies weitgehend ohne Belang.

Albumin ist das wichtigste Bindungsprotein

Im Rahmen der im Alter wegen Multimorbidität häufigen Mehrfachmedikation kann die mäßige Abnahme des Albumins im Plasma jedoch von Bedeutung sein. Vor allem Medikamente mit hoher Eiweißbindung können um das Transportprotein konkurrieren, wodurch sich unter Umständen der freie Anteil bestimmter Pharmaka erhöht. Beispielhaft sind hier Phenylbutazon und Salicylat zu nennen. Unter Dauermedikation stellt sich ein Gleichgewicht zwischen freiem und gebundenem Anteil ein.

Zu berücksichtigen ist in diesem Zusammenhang auch, daß die Muskelmasse, an der die Arzneistoffe in erheblichem Umfang – wenn auch mit geringerer Affinität – gebunden werden, im Alter abnimmt. Auf die besonderen Probleme der Exkretion durch die Veränderung der Nierentätigkeit, der Körperzusammensetzung und der Elektrolytveränderungen sei nachfolgend etwas detaillierter eingegangen.

Nierenfunktion
Bis zum 40. Lebensjahr hat eine normale menschliche Niere etwa 600.000 bis 1,2 Mio. Glomeruli. Danach ist ein zunehmender Schwund um etwa 30 bis 50 Prozent zu beobachten. Ab dem 50. Lebensjahr nimmt auch der Anteil sklerosierter Glomeruli zu, wobei die Unterschei-

Zunehmender Schwund der Glomeruli

Besonderheiten der Therapie

dung zwischen physiologischen Altersveränderungen und pathologischem Prozeß nicht eindeutig zu treffen ist [89, 90]. Mit dem Alter verringert sich nicht nur die Zahl der Glomeruli, sondern auch deren Größe [150], Für die Gesamtmasse der juxtamedullären Nephrone ließ sich eine altersabhängige Verminderung nachweisen. Wie die Daten verschiedener Untersucher zeigen, geht als Resultat dieser Veränderungen die glomeruläre Filtrationsrate nach dem 30. Lebensjahr pro Dekade um etwa 7,5 bis 8 ml/min zurück [36, 106].

Eingeschränkte Kreatinin-Clearance

Die Dosisfindung vieler Arzneimittel stützt sich allein auf die Bestimmung der Kreatinin-Clearance; nicht zuletzt auch deshalb, weil die altersabhängige Abnahme der glomerulären Filtrationsrate in etwa parallel zur Einschränkung tubulärer Nierenfunktionen verläuft [107]. Da die Muskelmasse (und damit die endogene Kreatininfreisetzung) und die Kreatininausscheidung im Urin mit zunehmendem Alter vergleichbar schnell zurückgehen, bleibt das Serumkreatinin trotz eingeschränkter Clearance häufig unverändert. Ein Kreatininwert im Normbereich ist also kein sicherer Hinweis auf eine normale Nierenfunktion.

Die Bestimmung der endogenen Kreatinin-Clearance, obwohl wünschenswert und manchmal auch unentbehrlich, ist aufwendig und zumindest bei multimorbiden geriatrischen Patienten sehr störanfällig. Cockgroft und Gault haben bereits 1976 mit ihrer bekannten Formel zur Abschätzung der Kreatinin-Clearance anhand einfacher Basisdaten (Alter, Geschlecht, Gewicht, Serumkreatinin) ein diagnostisches Hilfsmittel geschaffen [27]. Die Formel lautet:

für Männer:
$$\text{Kreatinin-Clearance (ml/min.)} = \frac{(140 - \text{Alter (Jahre)}) \times \text{Gewicht (kg)}}{72 \times \text{Serum-Kreatinin (mg/dl)}}$$

für Frauen:
$$\text{Kreatinin-Clearance (ml/min.)} = \frac{(140 - \text{Alter (Jahre)}) \times \text{Gewicht (kg)}}{85 \times \text{Serum-Kreatinin (mg/dl)}}$$

Bei komplett bettlägerigen Patienten können sich allerdings Abweichungen von mehr als 20 Prozent zur laborchemisch bestimmten Kreatinin-Clearance ergeben, da die Formel gravierende Veränderungen der fettfreien Körpermasse nicht berücksichtigt.

Auch die Inulin-Clearance, mit der die glomeruläre Filtrationsrate exakt gemessen werden kann, nimmt mit dem Alter ab. Zu beachten ist, daß die Kreatinin-Clearance wegen der tubulären Exkretion von Kreatinin stets etwas höher ist als die Inulin-Clearance bzw. die glomeruläre Filtrationsrate [113].

Auch die Inulin-Clearance nimmt ab

Zwischen der Häufigkeit von unerwünschten Arzneimittelwirkungen und der Nierenfunktion besteht ein enger Zusammenhang [133]. Als Folge der altersabhängigen renalen Funktionseinschränkung ist die Pharmakokinetik zahlreicher Medikamente verändert (Tab. 8).

Im Vergleich zu jüngeren Patienten sind bei älteren häufig nicht nur die mittleren Blutspiegel der Medikamente erhöht; auch die interindividuelle Variabilität der pharmakokinetischen Parameter (Spitzenkonzentration, Clearance, Halbwertzeit, Verteilungsvolumen) ist meist wesentlich größer. Für multimorbide geriatrische Patienten ist charakteristisch, daß die Plasmaspiegel verschiedener Medikamente in einigen Fällen exzessiv erhöht sind, in anderen dagegen im normalen therapeutischen Bereich liegen. Nach Mühlberg [133] könnte als Faustregel gelten, daß unterhalb einer Kreatinin-Clearance von 40 ml/min bei renal eliminierten Pharmaka eine Dosisreduktion erwogen werden sollte.

Kreatinin-Clearance unter 40 ml/min: evtl. Dosisreduktion

Physiologische Alternsprozesse können aber nicht nur die Nierenfunktion und damit die Wirkung von Pharmaka beeinflussen; sie können auch das nephrotoxische Potential vieler Medikamente erhöhen, so daß sich unerwünschte Arzneimittelwirkungen im Alter häufig an den Nieren selbst manifestieren.

Erhöhung des nephrotoxischen Potentials

Es ist auch möglich, daß altersabhängige Veränderungen der Nieren durch die Risikofaktoren der Arteriosklerose, wie Hypertonie, Diabetes mellitus, Nikotin, Hyperlipidämie u. a., überlagert werden [142]. Eine Abgrenzung der physiologischen Alternsvorgänge von den mit dem Alter gleichfalls zunehmenden nephrotoxischen Einflüssen ist schwierig und wohl auch nicht vollständig möglich [125].

Besonderheiten der Therapie

Tab. 8: Auswahl von Pharmaka, deren renale Ausscheidung im Alter vermindert ist (nach [133]).

Pharmakon	Veränderung der Pharmakokinetik im Alter
Acebutolol	Diacetolol (aktiver Metabolit von Acebutolol): terminale $T_{1/2}$ bei multimorbiden geriatrischen Patienten verlängert, Elimination korreliert mit Parametern der Nierenfunktion
Amilorid	Verminderte Clearance (in Abhängigkeit von der Kreatinin-Clearance)
Ampicillin	$T_{1/2}$ geringfügig verlängert
Benazepril	Verlängerte $T_{1/2}$ und verminderte renale Clearance
Cefotaxim	Bei Niereninsuffizienz Verlängerung der $T_{1/2}$ bis auf das 17fache, Dosisreduktion bei älteren Patienten zu empfehlen.
Ceftazidim	Verlängerte $T_{1/2}$, verminderte renale Clearance bei älteren Patienten
Cefuroxim	$T_{1/2}$ bei geriatrischen Patienten von 1,2 auf 3,5 Stunden verlängert
Ciprofloxacin	Mittlere Spitzenkonzentration erhöht, renale Clearance erniedrigt
Desacetylcefotaxim (aktiver Metabolit von Cefotaxim)	Verlängerung der $T_{1/2}$, bei Niereninsuffizienz Gefahr der Kumulation
Digoxin	Verlängerung der $T_{1/2}$. Erhöhte Plasmaspiegel, Korrelation mit der Kreatinin-Clearance
Dihydrostreptomycin	Verlängerung der $T_{1/2}$
Furosemid	$T_{1/2}$ bei multimorbiden geriatrischen Patienten im Vergleich zu jungen Probanden verdoppelt, Korrelation der Medikamenten-Clearance mit der Kreatinin-Clearance
Gentamicin	Verlängerung der $T_{1/2}$
Hydrochlorothiazid	Verminderte Clearance (in Abhängig von der Kreatinin- Clearance)
Kanamycin	Verlängerung der $T_{1/2}$
Penicillin G	Verlängerung der $T_{1/2}$ bei älteren Patienten (eingeschränkte Nierenfunktion, tubuläre Sekretion vermindert)
Pethidin	Im Alter Abnahme der Exkretion von Pethidin wie auch von Norpethidin (aktiver Metabolit)
Practolol	Verlängerung der $T_{1/2}$
Propicillin	$T_{1/2}$ mäßig verlängert, kleineres Verteilungsvolumen
Sulfonamide	Renale Clearance erniedrigt
Terodilin	3fach verlängerte $T_{1/2}$ und verminderte renale Clearance bei multimorbiden geriatrischen Patienten

→

Besonderheiten der Therapie

Fortsetzung von Tabelle 8

Pharmakon	Veränderung der Pharmakokinetik im Alter
Triamteren	Erhöhte Plasmaspitzenkonzentrationen, verminderte renale Clearance des aktiven Metaboliten
Trimethoprim	Bei älteren Probanden höhere Spitzenkonzentrationen, renale Clearance vermindert

Ein Anstieg der Nierenretentionswerte nach Gabe von nicht-steroidalen Antiphlogistika (Indomethazin, Ibuprofen, Naproxen, Salicylate) ist eine typische Komplikation des älteren Patienten; 80 Prozent der Betroffenen sind über 60 Jahre alt [56]. Auch unter der Therapie mit kaliumsparenden Diuretika (Amylorid und Triamteren) wurden bei älteren Patienten erhöhte Nierenretentionswerte festgestellt [116]. ACE-Hemmer (Captopril und Enalapril) können bei älteren Patienten mit ein- oder beidseitiger Nierenarterienstenose ein akutes Nierenversagen hervorrufen. Aminoglykosid-Antibiotika (Gentamicin, Tobramycin und Amikacin) können eine akute tubuläre Nekrose auslösen. Das Risiko einer nephrotoxischen Wirkung der Aminoglykoside nimmt mit dem Lebensalter zu, ist aber auch abhängig von Faktoren wie vorbestehender Niereninsuffizienz, Volumenverlust, Lebererkrankungen und Therapiedauer. Auch eine Begleitmedikation mit Furosemid oder Cephalosporinen kann die Nephrotoxizität massiv verstärken [154].

Anstieg der Nierenretentionswerte

Leberfunktion
Neben dem renalen muß auch der hepatische Anteil der Medikamentenelimination beachtet werden. Gegenüber dem 25. Lebensjahr ist im Alter von 85 Jahren mit einem Rückgang der Leberperfusion auf 55 bis 60 Prozent zu rechnen; das relative Organgewicht nimmt bis zum 90. Lebensjahr um etwa die Hälfte ab. Das bei eingeschränkter renaler Funktion häufig propagierte Ausweichen auf Medikamente mit überwiegend hepatischer Elimination ist problematisch, da es bis heute keine im Alltag anwendbaren und ausreichend empfindlichen Kontrollparameter für die Leberfunktion gibt. Darüber

Leberperfusion bei 85jährigen auf 55 bis 60% reduziert

Besonderheiten der Therapie

hinaus ist die kompetitive Hemmung der hepatischen Stoffwechselvorgänge durch Multimedikation im Einzelfall schwer einschätzbar.

Medikamente mit typischem First-pass-Effekt, wie einige Betablocker oder Verapamil, müssen aufgrund des verminderten metabolischen Abbaus im Alter um bis zu 30 Prozent niedriger dosiert werden als bei jungen Patienten. Entsprechendes gilt für Theophyllin, Kalziumantagonisten vom Dihydropyridin-Typ, Levodopa, zahlreiche psychotrope Medikamente, aber auch nicht-steroidale Antirheumatika wie z. B. Ibuprofen. Auch Digitoxin muß im Alter niedriger dosiert werden, sowohl in der Phase der Aufsättigung als auch in der Erhaltungstherapie.

Körperzusammensetzung

Abnahme des Wasseranteils und der Muskelmasse

Mit zunehmendem Alter kommt es zu einer Abnahme des Gesamtkörperwassers und der Muskelmasse bei relativer Zunahme des Fettgewebes. Bei sehr alten Menschen kann auch das Fettgewebe wieder abnehmen. Diese Veränderungen der Körperzusammensetzung sind für die Arzneimitteltherapie von Bedeutung: Vorwiegend wasserlösliche Substanzen, z. B. Digoxin, Propicillin, Paracetamol und Ethanol, finden ein geringeres Verteilungsvolumen. Dies hat vor allem Konsequenzen für die Höhe der Initialdosis, die z. B. für Digoxine im Alter niedriger anzusetzen ist als bei jüngeren Patienten.

Vorwiegend lipophile Arzneimittel, wie beispielsweise Clomethiazol, Tolbutamid, Amitryptilin und eine Reihe von Benzodiazepinen, haben entsprechend ein größeres Verteilungsvolumen, das die Halbwertzeit der Substanzen beeinflußt.

Die Reduzierung des Körperwasservolumens ist durch verschiedene Ursachen bedingt. Zum einen verringert sich die relativ wasserreiche Muskelmasse zugunsten des wasserarmen Fettgewebes, zum anderen wirkt sich die im Alter abnehmende Konzentrationsfähigkeit der Nieren sowie ihre verminderte Kompetenz der Natriumkonservierung aus (Tab. 9).

So ist auch eine pauschale Empfehlung der Natriumrestriktion – wie sie bei jüngeren Hypertonikern gele-

Tab. 9: Flüssigkeitshaushalt im Alter.
- ▶ verminderte Na⁺-Konservierung durch die Nieren
- ▶ verminderte Konzentrationsfähigkeit der Nieren
- ▶ daher: Na⁺-Restriktion potentiell gefährlich

gentlich ausgesprochen wird – bei älteren Patienten nicht unbedenklich [81]. Andererseits kann die Niere des älteren Menschen auf eine NaCl- und Volumenbelastung nur eingeschränkt mit einer verstärkten Ausscheidung reagieren [2], was im Einzelfall einen Blutdruckanstieg mit entsprechenden Komplikationen nach sich zieht.

Natriumretention bei Älteren problematisch

Verstärkt wird die Körperwasserreduktion durch das abnehmende Durstempfinden älterer Menschen, das unter Umständen eine adäquate Flüssigkeitssubstitution verhindert [82]. Dazu kommt noch, daß beim Älteren die Barorezeptoren nicht mehr so gut auf einen Blutdruckabfall ansprechen. Deshalb kann jede Pharmakotherapie, die auch nur zu einer geringen Reduktion des Körperwasserbestandes beiträgt, grenzkompensierte Regelkreise in kurzer Zeit überfordern und schwerwiegende Folgen für den Wasser- bzw. Elektrolythaushalt und damit für den Kreislauf nach sich ziehen.

Elektrolyte

Bei älteren Patienten ist mit einer Reduktion des Körperbestandes an Kalzium, Phosphor und Albumin zu rechnen [192]; auch der Magnesiumbestand nimmt ab und – mit weitreichenden klinischen Konsequenzen – der Kaliumbestand. Mitbedingt durch die Verkleinerung des intrazellulären Raumes im Alter (vorwiegend zelluläre Dehydratation) vermindert sich der Kaliumgehalt um ca. 1.000 mval, was die Kompensationsmöglichkeiten bei weiteren Kaliumverlusten drastisch einschränkt [39, 38]. Hierbei ist zu beachten, daß nur ca. 2 Prozent des Körperkaliums extrazellulär vorliegen und daß ein intrazellulärer Kaliummangel längere Zeit durch nur grenzwertig erniedrigte Kalium-Serumspiegel maskiert sein kann.

Abnahme des Kaliumbestandes hat weitreichende klinische Folgen

Obwohl die Symptome einer Hypokaliämie jedem Arzt bekannt sind, werden Müdigkeit, Inappetenz, zen-

Hypokaliämie

Besonderheiten der Therapie

tralnervöse Veränderungen wie auch EKG-Veränderungen bei älteren Patienten häufig primär auf eine Arteriosklerose zurückgeführt bzw. als „altersbedingt" abgetan. Wenn man bei grenzwertig niedrigem Kalium-Serumspiegel nicht an einen intrazellulären Kaliummangel denkt und zur „Herzentlastung" noch zusätzlich Diuretika verordnet, können schnell lebensbedrohliche Situationen entstehen. Aber auch die häufig verschriebenen, noch häufiger vom Patienten „selbstverordneten" Laxantien sowie Steroide und Beta-2-Mimetika (auch in inhalativer Applikationsform als Asthmamedikament) verstärken einen Kaliummangel.

Hyperkaliämie

Andererseits stellt man nicht selten bei älteren Patienten eine Hyperkaliämie fest, die dann zumeist entweder durch die Einnahme kaliumsparender Diuretika – bei im Alter reduzierter Kreatinin-Clearance und eingeschränkter Flüssigkeitszufuhr – bedingt ist oder durch die kombinierte Einnahme von nicht-steroidalen Antirheumatika (NSAR) und ACE-Hemmern. Für beide Substanzgruppen gibt es im Alter eine ganze Reihe anerkannter Indikationen; die gemeinsame Verordnung ist jedoch aufgrund eines additiven Schädigungsmechanismus an der Niere bereits bei jüngeren Patienten sehr kritisch zu bewerten [81]. Oft läßt sich das Risiko allein durch den Austausch des NSAR gegen ein Opioid bzw. Opiat-Derivat drastisch senken.

Die Aktivität des Renin-Angiotensin-Systems nimmt etwa ab dem 50. Lebensjahr ab [32]. Die Plasma-Renin-Aktivität und der Aldosterin-Spiegel sind in Abhängigkeit vom Lebensalter vermindert [154]. Da bei älteren Menschen die Renin-Angiotensin-Achse nicht mehr so gut anspricht, können NaCl- und Wasserverluste, zum Beispiel nach Diuretikagabe, schlechter kompensiert werden.

Deshalb sind Hyponatriämien oft medikamentös induziert; sie kommen aber auch bei Erkrankungen vor, die häufig mit dem Alter vergesellschaftet sind (Tab. 10).

Hypernatriämie meist durch reduzierte Flüssigkeitszufuhr ausgelöst

Hypernatriämien erklären sich meist durch die reduzierte Flüssigkeitszufuhr (vermindertes Durstempfinden), aber auch durch eine gedrosselte Produktion von ADH (Antidiuretisches Hormon), wie sie beispielsweise

Tab. 10: Auslöser einer Hyponatriämie im Alter.

▶ Schleifendiuretika, Thiazide
▶ Herzinsuffizienz, Pneumonie
▶ ACE-Hemmer, nicht-steroidale Antirheumatika

für Patienten mit Morbus Alzheimer nachgewiesen ist. Der ADH-Mangel setzt das ohnehin reduzierte Durstempfinden noch weiter herab [81].

Unter normalen Bedingungen sorgt die Niere auch im Alter für einen ausgeglichenen Säure-Basen-Haushalt; der pH-Wert des Blutes und der HCO_3-Gehalt im Plasma bleiben unverändert. Jedoch ist bei älteren Menschen die Niere nur eingeschränkt in der Lage, auf einen akuten Abfall des pH mit einer verstärkten Ausscheidung von Säuren zu reagieren [154, 176]. Die verminderte Fähigkeit, nach einer akuten Belastung mit Ammoniumchlorid die renale Exkretion von Säuren zu steigern, korreliert eng mit der verminderten Fähigkeit, die tubuläre Rückresorption von Phosphat zu drosseln [176, 187].

Veränderte Arzneimittelwirkungen

Nur wenige Untersuchungen haben bisher pharmakodynamische Parameter bei älteren Menschen erfaßt. Nicht immer ist es möglich, für eine Substanz erhobene Daten auf eine ganze Stoffklasse zu übertragen. Eine abgeschwächte oder verstärkte Medikamentenwirkung läßt sich neben pharmakokinetischen Ursachen sicherlich auch auf alterns- und krankheitsbedingte Faktoren zurückführen. So ist etwa eine veränderte Adaptationsfähigkeit ein Charakteristikum alter Patienten. Kruse [96] hat verschiedene Systeme der Homöostase dargestellt, deren Funktionsfähigkeit im Alter vermindert sein kann (Tab. 11). Die Pharmakotherapie muß zu den äußeren Belastungen der Homöostase gezählt werden.

Adaptationsfähigkeit im Alter vermindert

Bezüglich der Pharmakodynamik am besten untersucht sind einige Herz/Kreislauf- und ZNS-wirksame Medikamente. Den Ergebnissen zufolge ist der Betarezeptor mit zunehmendem Alter weniger beeinflußbar, was zu einer nachlassenden Wirkung von Propanolol und anderen Betablockern führt. Umgekehrt kann man bei vielen

Besonderheiten der Therapie

Tab. 11: Kritische Homöostasesysteme im Alter (nach [96]).

Homöostasesystem	Störung (Beispiele)
Autonomes Nervensystem	Orthostatische Dysregulation, Darm- und Harnblasenfunktion
Gleichgewichtsregulation	Gangunsicherheit, Schwindel
Thermoregulation	Hypothermie
Endokrinologische Funktion	verminderte Glukosetoleranz
Schlaf-Wach-Rhythmus	nächtliche Aktivitäten, Schlafstörungen
Kapazität kognitiver Funktionen	Gedächtnisstörungen
Immunkompetenz	Infektanfälligkeit

alten Patienten eine erhöhte Empfindlichkeit gegenüber zentral wirksamen Arzneimitteln beobachten. Gut untersucht sind verschiedene Benzodiazepine: Mit verstärkten Wirkungen muß man vor allem zu Beginn einer Behandlung rechnen, relativ unabhängig vom pharmakokinetischen Verhalten der jeweiligen Substanz. Unter fortlaufender Einnahme scheint die Adaptation an einige unerwünschte Effekte der Benzodiazepine zumindest teilweise erhalten zu sein. Das bedeutet, daß der Patient nach einiger Zeit keine Nebenwirkungen mehr verspürt oder diese nicht mehr als beeinträchtigend empfindet.

Anticholinerg bedingte Nebenwirkungen trizyklischer Antidepressiva treten besonders im Alter häufig auf (z. B. Harnverhaltung, Obstipation, Verwirrtheitszustände, Mundtrockenheit). Imbalancen der autonomnervösen Regulation sind prädisponierende Faktoren.

Complianceprobleme

Non-Compliance immer in Betracht ziehen

Der überlegteste Therapieplan ist nutzlos, wenn Patienten die verordneten Medikamente nicht zuverlässig einnehmen oder einnehmen können. Beim Ausbleiben des Therapieerfolgs sollte Non-Compliance immer in Betracht gezogen werden, um z. B. eine Überdosierung zu vermeiden. Das taktvolle und einfühlsame Gespräch mit dem Patienten ist die einfachste Möglichkeit, entsprechende Probleme aufzudecken. Dabei sollten auch scheinbar banale Fragen gestellt werden:
▶ Kann der Arzneimittelbehälter überhaupt sicher geöffnet werden?

Tab. 12: Gründe für nicht-korrekte Einnahme von Medikamenten (nach [46]).
- ▶ Angst vor Nebenwirkungen (36 Prozent)
- ▶ Gesundung (32 Prozent)
- ▶ Beipackzettel (29 Prozent)
- ▶ Unverträglichkeit oder fehlende Besserung (19 Prozent)

▶ Wird der Inhalator oder das Spray richtig angewandt?
▶ Hat der Patient überhaupt eine Vorstellung davon, wofür oder wogegen das Medikament eingenommen werden soll?
▶ Weiß er, zu welchen Tageszeiten und in welchem Abstand zu den Mahlzeiten das Medikament genommen werden muß?

Nach Platt [153] liegt die altersunabhängige Compliance bezüglich einer richtigen Medikamenteneinnahme (korrekte Dosis zum korrekten Zeitpunkt bei Beachtung der individuellen Dosierungsintervalle) relativ konstant bei 80 bis 85 Prozent. Sie geht auf 33 bis 40 Prozent zurück, wenn gleichzeitig fünf Medikamente eingenommen werden.

Neben der Polymedikation wirken sich kognitive sowie funktionelle Einschränkungen negativ auf die Compliance aus. Im Rahmen funktioneller Störungen erweisen sich insbesondere das Halbieren von Tabletten, das Abzählen von Tropfen und auch das Öffnen sogenannter „kindersicherer" Verschlüsse als problematisch. Eine Untersuchung an 120 älteren Patienten ergab: 8,3 Prozent waren nicht in der Lage, einen Schraubverschluß zu öffnen; 56 Prozent bekamen kindersichere Verschlüsse nicht auf. Mit dem Zerteilen von Tabletten hatten 72,5 Prozent größte Schwierigkeiten, und das Herausdrücken von Tabletten aus einer Blisterpackung gelang 20,8 Prozent der Patienten nicht [123].

Darüber hinaus sind Aufschriften auf Arzneimittelpackungen, Beilagen und Anwendungshinweise für ältere Patienten mit Seheinschränkungen oft kaum lesbar; die Medikamente werden dann – konsequenterweise – nur mit Zurückhaltung akzeptiert.

Funktionelle Einschränkungen beeinträchtigen die Compliance

Besonderheiten der Therapie

Tab. 13: Allgemeine Regeln zur medikamentösen Therapie beim Älteren (nach [115]).

Zahl der Medikamente begrenzen
- ▶ Kritische Indikationsstellung und therapeutische Schwerpunktbildung
- ▶ gegebenenfalls Kombinationspräparat wählen (nach der Einstellungsphase)
- ▶ Selbstmedikation des Patienten erfragen und beachten

Compliance regelmäßig überprüfen
- ▶ Medikamente zeigen und Einnahme erklären lassen
- ▶ wiederholt Wirkung und Notwendigkeit der Medikation besprechen
- ▶ Behältnisse öffnen bzw. Tropfen zählen lassen
- ▶ Verordnungen in Großschrift

Niedrige Einstiegsdosis
- ▶ Richtschnur: Einzeldosis ab dem 70. Lebensjahr um ca. 30 Prozent reduzieren; ab dem 85. Lebensjahr reichen oft 50 Prozent der Standarddosis aus.
- ▶ Langsame „Auftitration" unter Beachtung von Wirkung und Nebenwirkung (Medikamentenwirkspiegel nicht überschätzen)
- ▶ nach echten Notfällen frühzeitige Reduktion auf Dauertherapie

Nicht-medikamentöse Therapiemöglichkeiten ausschöpfen

Als weiterer Grund für mangelnde Compliance wird häufig die Angst vor Nebenwirkungen genannt (siehe Tab. 12).

Compliance-fördernde Maßnahmen

Die Wahrscheinlichkeit einer korrekten und sicheren Einnahme kann durch folgende Maßnahmen erhöht werden:
- ▶ Vorstellungen des Patienten eruieren und berücksichtigen,
- ▶ Therapie und Ziel verständlich erläutern,
- ▶ für den Patienten verständlichen Dosierungsplan erstellen,
- ▶ Beschränkung auf notwendige Medikamente,
- ▶ aktuellen und lesbaren Verordnungsplan (vielleicht in doppelter Ausführung für Angehörige bzw. Pflegekraft) zusammenstellen,
- ▶ Behandlung regelmäßig kontrollieren und mit dem Patienten besprechen,
- ▶ Angehörige und betreuende Personen einbeziehen.

Die fünf geriatrischen „I's"

Die Fähigkeit, selbständig und unabhängig zu leben, wird durch alters- oder krankheitsbedingte Funktionseinbußen zunehmend bedroht. Funktionalität ist jedoch für den älteren Menschen sehr wichtig, insbesondere im Hinblick auf die Lebensqualität. Sie zu erhalten bzw. wiederherzustellen muß eines der obersten Ziele jeder geriatrischen Tätigkeit sein.

Selbständigkeit und Unabhängigkeit zunehmend bedroht

Bei der Therapie der im Geriatrischen Assessment diagnostizierten Funktionsdefizite muß zunächst abgeschätzt werden, welche Bedeutung die jeweilige Behinderung für den Patienten hat. Entsprechend den Auswirkungen auf das tägliche Leben kann eine Gewichtung vorgenommen werden (Tab. 14). Im fortgeschrittenen Alter sind diese Funktionen durch bestimmte Syndrome gefährdet, die man als die „fünf geriatrischen Riesen" oder geriatrischen „I's" bezeichnet. Sie stellen gewissermaßen die Hauptproblemfelder für den älteren Patienten in der ambulanten Betreuung dar:
▶ **Intellektueller Abbau** (z. B. Morbus Alzheimer, vaskuläre Demenz)
▶ **Immobilität** (z. B. Polyarthrose mit Schmerz und Bewegungsbehinderung, Herz- und Lungeninsuffizienz, Morbus Parkinson)
▶ **Instabilität** (Gangstörungen, Schwäche, Schwindel und Stürze)
▶ **Inkontinenz** (Verlust der willkürlichen Kontrolle über Urin- und Stuhlabgang)
▶ **Iatrogene Störungen** (Einwirkungen und Folgen medizinischer Maßnahmen)

Einzeln oder in Kombination können die geriatrischen „I's" schnell zur Hilfsbedürftigkeit, Abhängigkeit und damit zur Pflegebedürftigkeit führen. Dabei zieht ein Funktionsausfall den anderen nach sich. Ein älterer

Ein Funktionsausfall zieht den anderen nach sich

Tab. 14: Hierarchie der Funktionen

▶ Essen	▶ Regelung finanzieller Angelegenheiten
▶ Ankleiden	▶ Autofahren
▶ Kochen	▶ Selbständig reisen

Die fünf geriatrischen „I's"

Hauptproblem in der Praxis

Mensch mit dementiellem Abbau wird oft inkontinent. Ein inkontinenter Patient meidet soziale Kontakte, baut dadurch intellektuell ab und wird immobil. Alte Menschen, die einen Schlaganfall erlitten haben, sind in der Regel von mehreren geriatrischen „I's" betroffen: Immobilität, Instabilität und häufig auch intellektuellem Abbau und Inkontinenz. Bei nicht sachgerechter Behandlung kommen dann noch iatrogene Störungen, wie z. B. Dekubitus oder schmerzhafte Schulter, hinzu.

Die „geriatrischen Riesen" rufen auch in der ambulanten Behandlung die größten Schwierigkeiten hervor. Dies wurde deutlich, als sich die Deutsche Gesellschaft für Allgemeinmedizin zusammen mit einem Pharmaunternehmen mit der Frage „Welche Krankheiten ihrer älteren Patienten bereiten ihnen die meisten Probleme?" an Hausärzte wandte. Aus den Antworten geht hervor, daß Störungen der Hirnleistung die größten Probleme aufwerfen, gefolgt von seelischen Krankheiten, Gelenkerkrankungen und Inkontinenz. Man sollte allerdings die iatrogenen Störungen nicht vergessen, auch

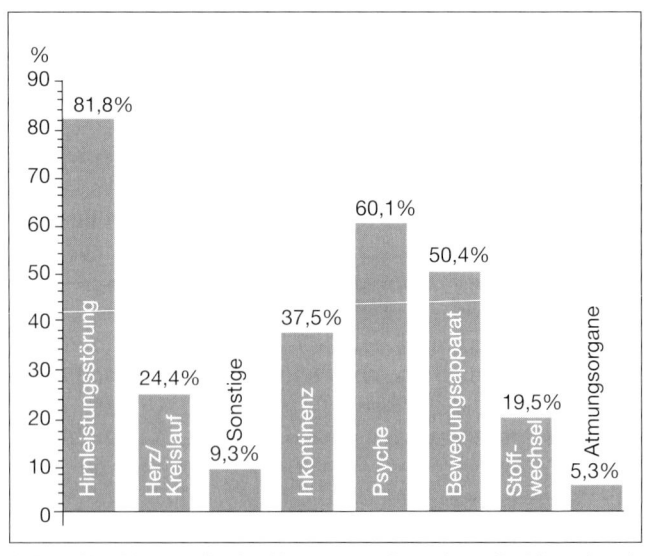

Abb. 3: Krankheiten die den Hausärzten die meisten Probleme bereiten (nach [207]).

wenn sie bei Ärzteerhebungen anscheinend gerne tabuisiert werden.

Intellektueller Abbau

Parallel zur prozentualen Zunahme alter Menschen erhöht sich die Anzahl der Personen, die unter dementiellem Abbau leiden. Anders ausgedrückt: Je älter wir werden, desto mehr Demenzkranke wird es geben. Nach heutigem Wissensstand ist fortgeschrittenes Alter der einzige sichere Risikofaktor für eine Demenz, wobei das Risiko mit den Jahren exponentiell ansteigt. Von den 80- bis 90jährigen leiden bereits etwa 25 Prozent an einer Hirnleistungsschwäche. Sie ist die häufigste Einzelursache von Pflegebedürftigkeit im Alter, weshalb es sich bei diesem Krankheitsbild auch um ein sozialpolitisch brisantes Thema handelt.

Etwa 25% der 80- bis 90jährigen haben eine Hirnleistungsschwäche

Diagnostik

Die Diagnostik des Demenzsyndroms sollte so früh wie möglich einsetzen, um eventuell zugrundeliegende Hirn- oder Systemerkrankungen aufzudecken und exogene hirnschädigende Faktoren auszuschalten. Ist dies möglich, kann es bei gezielter Therapie auch zu einer Rückbildung der dementiellen Symptomatik kommen.

Da die Entwicklung eines Demenzsyndroms in vielen Fällen chronisch progredient verläuft, wird es häufig zu spät erkannt. Allzu oft führen Angehörige und Ärzte auffällige Veränderungen im Befinden und Verhalten des Patienten auf das fortgeschrittene Lebensalter, auf allgemeine Belastungen, auf andere körperliche Erkrankungen usw. zurück. In der frühen Phase der Erkrankung ist es zudem schwer, die damit verbundenen leichteren kognitiven Störungen und Defizite von der sogenannten benignen Altersvergeßlichkeit zu trennen.

Das Demenzsyndrom wird häufig zu spät erkannt

Für den niedergelassenen Arzt in der Praxis ist entscheidend, überhaupt an das Demenzsyndrom zu denken. Im Verdachtsfall sollte er eine Einschätzung der Hirnleistung vornehmen sowie unter Umständen eine Ausschlußdiagnostik bezüglich sekundärer, behebbarer Demenzzustände einleiten und soweit wie möglich

Intellektuellen Abbau schwerpunktmäßig erfassen

Behandelbare Krankheiten herausfiltern

durchführen. Zur endgültigen Diagnose der Demenz sollte er einen Fachkollegen hinzuziehen.

Es wäre wünschenswert, den intellektuellen Abbau in der ärztlichen Praxis schwerpunktmäßig zu erfassen und die betroffenen Patienten frühzeitig einer fachgerechten Therapie zuzuführen. Nachfolgend werden einige typische Symptome aufgelistet, die bei der Frühdiagnose helfen können (Tab. 15). Grundsätzlich sollte der Hausarzt, der solche Auffälligkeiten beobachtet, noch nicht die Diagnose Demenz stellen, aber er sollte sie bedenken. Im weiteren sind einfache Tests (Uhren-Test, Mini-Mental-Status nach Folstein) sinnvoll, wie sie im Geriatrischen Assessment (Seite 168-169) dargestellt sind.

In der Allgemeinpraxis hat sich das Vorgehen nach einem festen Diagnoseschema bewährt. Damit sollen insbesondere Krankheiten und Zustände, die eine Demenz oder leichte kognitive Beeinträchtigungen verursachen und vielfach einer Behandlung zugänglich sind, herausgefiltert werden (z. B. Hydrocephalus, chronisch subdurales Hämatom, schlecht eingestellter Diabetes mellitus, Herzinsuffizienz, Elektrolytstörungen, Hypo- und Hyperthyreose, Vitamin-B-Mangelzustände). An erster Stelle ist hier die Depression anzuführen, die begleitend beim Demenzsyndrom vorkommt, aber diffe-

Tab. 15: Typische Symptome dementieller Prozesse.

im intellektuellen oder kognitiven Bereich
► Zerstreutheit, Störungen der Merkfähigkeit
► in fortgeschrittenen Fällen auch räumliche und zeitliche Orientierungsstörungen sowie Probleme im sprachlichen Ausdruck

in Stimmung und Befindlichkeit
► Interesselosigkeit
► affektiver Rückzug
► Ängstlichkeit
► Stimmungslabilität
► Neigung zu Verstimmtheit

im Verhalten
► Apathie
► Reizbarkeit und Aggressivität

Tab. 16: Diagnoseschema für die Praxis.

Anamnese (Ergänzung durch Fremdanamnese)
Klinischer Status
- Herz-Kreislauf-System (Ruhe-EKG, Langzeit-EKG, Belastungs-EKG, Blutdruck)
- Lungenstatus
- Risikofaktorenprofil für vaskuläre Demenzen
- ADL-Skala (Aktivitäten des täglichen Lebens)

Labordiagnostik
- BSG (Blutsenkung)
- kleines Blutbild
- Blutzucker
- Leberfunktion
- Elektrolyte
- Harnstoff, Kreatinin
- Folsäure und Vitamin B12
- Urinstatus
- Schilddrüsenfunktion (TSH)

Psychiatrischer Status
- Ausschluß einer Depression bzw. Einschätzung begleitender depressiver Verstimmungen (Depressionsskala; siehe Assessment, Seite 169)

Neurologischer Status
- Beurteilung von Hirnnerven, Reflexen, Motorik usw.
- Beurteilung mentaler Funktionen
- Hirnleistungstests (siehe Assessment, Seite 25 f.)

Apparative Untersuchungen
- Computertomographie (CT)

Weitere Untersuchungen durch Fachärzte

rentialdiagnostisch große Schwierigkeiten macht. Insgesamt kann ein Demenzsyndrom durch mehr als 60 verschiedene Erkrankungen verursacht werden.

Therapie

Wenn eindeutig feststeht, daß es sich um eine degenerative Demenzform (z. B. Morbus Alzheimer, vaskuläre Demenz) handelt, wird die weitere Behandlung fast immer zweigleisig durchgeführt, nämlich mittels einer Kombination von Pharmako- und Milieutherapie. Die Pharmakotherapie muß man dabei unterteilen in:
1. eine internistische Basistherapie der meist vorhandenen Multimorbidität,

Kombination von Pharmako- und Milieutherapie

Die fünf geriatrischen „I's"

Wirksamkeit von Antidementiva und Nootropika durch Studien belegt

2. eine Therapie mit Nootropika bzw. Antidementiva und
3. eine Therapie der meist bestehenden psychiatrischen Begleitsymptome.

Immer noch umstritten ist der Einsatz von Antidementiva, obwohl heute eine Reihe von wissenschaftlichen Untersuchungen eindeutig dafür sprechen [61]. Für alle antidementiellen Arzneimittel und Nootropika existieren randomisierte Doppelblindstudien, welche die Wirksamkeit bei leichter und mittelschwerer Demenz belegen. Da sich nicht vorhersagen läßt, wer besonders profitiert, ist bei jedem Patienten mit Demenz im Rahmen eines ganzheitlichen Behandlungskonzeptes ein medikamentöser Therapieversuch angezeigt, sofern keine Kontraindikationen bestehen.

Die Auswahl des Arzneimittels wird primär von der zu behandelnden Zielsymptomatik und von der individuellen Verträglichkeit bestimmt. Hinweise auf die pharmakodynamischen Profile im Hinblick auf dementielle Symptome gibt die nachfolgende Tabelle.

Tab. 17: Positive Auswahlkriterien für antidementielle und nootrope Wirkstoffe (ergänzt nach [55]).

Arzneistoff	Demenz-Schweregrad							Pharmakologische Progressionsverzögerung
	leicht/mittel						schwer	
	Kognition	Motorik	Antrieb	Vigilanz	Affekt	ADL*	Pflegbarkeit	Experimentell
Memantine	xx	xxx	xx	xx	x	xx	xx	xx
Nimodipin	xx	●	●	x	x	xx	AB	x
Piracetam	xx	●	x	xxx	x	x	?	?
Pyritinol	x	x	?	x	x	x	?	?
Tacrin	xx	x	●	?	x	xx	KI	x?
Donepezil	xx	x	●	x	x	xx	KI	x?
Cerebrale Vasotherapeutika	x	●	●	xx	x	x	?	●
Ginkgo	xx	x	●	xx	x	x	?	x

xx deutlich verbessert; x verbessert; ● geringe/keine Wirkung; ? keine Daten; AB Anwendungsbeschränkung; KI Kontraindikation; * Activities of Daily Living

Tab. 18: Einteilung der Demenzsymptomatik (nach [75]).

Primärsymptomatik:	Sekundärsymptomatik:
▶ Defizitsymptome (kognitiv)	▶ Reaktive Zusatzsymptome (affektiv)
▶ „obligat"	▶ „fakultativ"
▶ kausal kurativ nicht therapierbar	▶ oft therapeutisch beeinflußbar

Frühstadium, Frühsymptome

▶ Exekutive Störungen = Störungen des abstrakten Denkens: Organisations- und Problemlösungsstörungen ▶ Urteilsschwäche: Fehlentscheidungen ▶ Anterograde Gedächtnisstörungen: Merkfähigkeitsschwäche (Vergeßlichkeit) Konzentrationsstörungen (Lernschwäche) Probleme mit dem Zeitgefühl ▶ Antriebsstörungen (Adynamic/ Apathie, verminderte Motivation, Produktivität, Leistungseinbuße) → Versagen im Alltag, Handlungsunfähigkeit	▶ Persönlichkeitsveränderungen: Verunsicherung, Reizbarkeit, Desinteresse ▶ Depressive Verstimmungszustände: Traurigkeit, Hemmung, Schamgefühle Unlust, Apathie, Freudlosigkeit, Schuldgefühle Sozialer Rückzug (wegen Schamgefühlen!) ▶ Wahnideen (Störungen gedanklicher Planung): Beeinträchtigungs-, Verfolgungs- und Bestehlungsideen, somit Beziehungsstörungen! Verarmungs- und Eifersuchtsideen

Mittelschweres Stadium

Leitsymptome = Kognitive Defizitsymptome: ▶ Desorientierung (zeitlich, örtlich) mit Weglaufgefahr ▶ Sprachstörungen (→ Kommunikationsstörungen!) ▶ Wahrnehmungsstörungen (Alltagsgegenstände) ▶ Handfertigkeitsstörungen (Ankleiden, Haushalt) ▶ Urteils- und Handlungsunfähigkeit („Versagen")	▶ Depression und Angst ▶ Paranoid (Wahnvorstellungen) ▶ Enthemmung/Agitation/Psychomotorische Unruhe ▶ Perseveration: immer wieder dasselbe tun, fragen ▶ Tag-Nacht-Umkehr (nächtliche Unruhe) ▶ Störung der Selbstkontrolle; Aggressivität!

Spätstadium, schwere Symptomatik

▶ Gedächtniszerfall (auch Langzeitgedächtnis betroffen) ▶ Sprachzerfall (Kommunikation unmöglich) ▶ Agnosien (Patient erkennt Angehörige nicht mehr) ▶ Persönlichkeitszerfall (Endstadium: „leere Hülle")	▶ Schwere Verhaltensstörungen; Apathie, Somnolenz ▶ Psychotische Explosivreaktionen; Delirien ▶ Körperliche Störungen (Gangstörungen, Stürze) ▶ Inkontinenz; Infektionen; Tod (Pneumonie, Sepsis)

Zur Durchführung der Milieutherapie ist eine Stadieneinteilung mit Primär- und Sekundärsymptomen der Demenz (Tab. 18) sowie eine Erfassung der Alltagsaktivitäten und Auffälligkeiten notwendig.

Über- und Unterforderung vermeiden

Die Grundidee der Milieutherapie basiert auf dem Defizit-Ressourcen-Modell. Das zwischenmenschliche (Familie, Betreuer) und situative Milieu (Wohnung), d. h. die Umwelt, soll den kognitiven Ausfällen (Primärsymptomen) des Patienten angepaßt werden. Der Umgang mit dem Dementen und die Betreuung sollen sich nach den geistigen Defiziten sowie den noch vorhandenen Fähigkeiten richten. Die Milieutherapie zielt darauf ab, Überforderung und damit Frustration, aber auch Unterforderung und damit Langeweile zu vermeiden.

Sowohl Über- als auch Unterforderung sind die Hauptursachen für die sekundären Verhaltensstörungen des Patienten, die dann sehr schnell zu einer Einweisung in stationäre Einrichtungen führen.

Sekundärsymptome lassen sich positiv beeinflussen

Die Primärsymptome der Demenz, Amnesie, Aphasie, Apraxie, Agnosie, Verlust der Abstraktionsfähigkeit und andere Störungen, sind therapeutisch nicht oder nur begrenzt beeinflußbar und bestimmen somit die Progredienz des Leidens. Die Sekundärsymptome, Depression, Paranoid, Angst, Unruhe, Enthemmung, Aggressivität, Weglaufen, Schlafstörung, Tag-Nacht-Umkehr, Wesensveränderung und Persönlichkeitsstörungen, können durch Milieu- und Pharmakotherapie gebessert werden, was sich indirekt günstig auf die Primärsymptome auswirkt. Folgendes praktische Vorgehen hat sich nach Hafner [76] in der Milieutherapie bewährt:

1. Aufklärung / Fortbildung

Praktisches Vorgehen in der Milieutherapie

Information der Betreuer und Angehörigen über das Wesen der Krankheit im allgemeinen sowie über die
▶ „Defizite" (= Primärsymptome) und
▶ „Ressourcen" (= noch vorhandenen Fähigkeiten) des Patienten, basierend auf den Befunden der neuropsychologischen Untersuchung. Leistungsprofil erstellen mit Stärken und Schwächen, entsprechend den Aktivitäten des täglichen Lebens.

2. Defizit-Kompensation
Kompensation der Defizite durch Pflege und Milieuanpassung:
- ▶ Grundpflege
- ▶ Orientierungshilfen örtlich und zeitlich (verbal und nicht-verbal)
- ▶ Sprachersatz durch mimische und gestische Zuwendungsformen
- ▶ Hilfen in den täglichen Verrichtungen (Toiletten-, Küchenanpassung)
- ▶ Hilfsmittelsortimente prüfen und ausschöpfen: z. B. Schlupfschuh anstatt Bindeschuh, Digitaluhr anstatt Analoguhr, apparative Gehörhilfen, Gehhilfen, Orthesen (z. B. Kniebandagen, Schienen) usw.

3. Ressourcen-Aktivierung
Förderung noch vorhandener Fähigkeiten – auf der Basis des Geriatrischen Assessments, der Biographie und des Persönlichkeitsprofils – durch Betreuer/Angehörige, insbesondere aber Pflegepersonal, Ergotherapie und Aktivierungstherapie:
- ▶ Aktivierende Pflege! (z. B. WC-Training statt Dauerkatheter)
- ▶ Allgemeine Aktivierung und Anregung in den Bereichen mit intakten Fähigkeiten, basierend auf Biographie und Motivation des Patienten.

4. Adjuvante Therapie
- ▶ Behandlung mit Nootropika bzw. Antidementiva
- ▶ Pharmakotherapie der Sekundärsymptome (Angst, Depression usw.)
- ▶ Abklärung und Therapie der Multimorbidität
- ▶ Defizitorientierte Milieuanpassung mit minimalen Veränderungen (wegen der amnesiebedingten Anpassungsschwierigkeiten an Neues)
- ▶ Ausgewogene Ernährung.

Eine solche Milieutherapie kann sehr gut auch im Pflegeheim durchgeführt werden. Insbesondere Patienten mit örtlicher Desorientierung und Bewegungsdrang mit Weglaufgefahr sind hier sicherlich besser aufgehoben als im häuslichen Bereich. Am praktischen Vorgehen, wie oben geschildert, ändert sich für den Heimbereich im Prinzip nichts.

Auch im Pflegeheim durchführbar

In der Praxis stellt sich der Umgang mit desorientierten und verwirrten Patienten häufig als besonders problematisch dar. Hafner [76] gibt dazu hilfreiche Empfehlungen:

Richtiges Verhalten	Falsches Verhalten
Einfache Sätze verwenden	Komplexe Mitteilungen
Ruhiger Redeton	Lauter Redeton
Aggressive Patienten beruhigen, in Ruhe lassen (aber beobachten)	Diskussion mit erregten, aggressiven Patienten
Körpersphäre des Patienten respektieren	Den Patienten am Arm zerren, zu Handlungen zwingen
Welt, auch Sinneseindrücke des Patienten akzeptieren	Versuch, einem Patienten einen Wahn ausreden zu wollen
Ruhige Atmosphäre schaffen, störende Lärmquellen entfernen	Hektische Atmosphäre, störende Lärm-/Lichtquellen
Sich selbst fassen, beruhigen; evtl. Hilfe holen	Gegenaggressionen aufkommen lassen: Teufelskreis
Tagesschwankungen beim Patienten beachten: gute Phasen nutzen	Dem Patienten die eigene Tagesform aufzwingen
Herausfinden: Was regt den Patienten auf, was beruhigt ihn?	Belassen von „vorprogrammierten" Entgleisungssituationen
Medikamente nicht als erste Maßnahme einsetzen – besser „vorausschauend!"	Sofortige Sedierung; Patienten „anbinden": Fixation fördert Erregung!
Ursache für aggressives Verhalten suchen, (z. B. Harnwegsinfekt, Schmerzzustand)	Medikamentöse Sedierung ohne Pflegeplan

Immobilität

Falsch verstandene Schonung begünstigt funktionelle Störungen

Mit zunehmendem Lebensalter kommt es zu typischen Veränderungen der Mobilität. Diese dürfen keinesfalls zu Inaktivität oder falsch verstandener Schonung führen, sonst ergeben sich schnell funktionelle Störungen oder gar Krankheiten, die Einschränkungen der Selbständigkeit und Unabhängigkeit nach sich ziehen.

Folgende alterstypische Veränderungen sind festzustellen:
▶ Abnahme der Schnelligkeit und Koordination, des

Reaktionsvermögens und der Gleichgewichtsreaktion: Die allgemeine Gewandtheit, Geschicklichkeit und das „Timing" bei Mehrfachhandlungen lassen nach; es fällt schwerer, einen gewissen Bewegungsrhythmus einzuhalten.
▶ Abnahme der Kraft, besonders der Schnellkraft: Sie macht sich beispielsweise beim Gehen bemerkbar, denn die Schrittlänge nimmt ab, der Gang wird langsamer und verliert an Elastizität.
▶ Abnahme der Beweglichkeit: Sie gilt als das Maß für den Alterungsprozeß überhaupt und ist oft schon ab dem 40. Lebensjahr eindeutig nachweisbar.
▶ Abnahme der Feinmotorik: Besonders im fortgeschrittenen Lebensalter gelingt es oft nur noch mit Schwierigkeiten, feinmotorische Leistungen zu erbringen. So kann das Entnehmen einer Tablette aus einer Folienpackung erhebliche Probleme bereiten.
▶ Abnahme der Sensibilität: Dieses Phänomen scheint mit der Abnahme der Feinmotorik in Verbindung zu stehen, bzw. kommt erschwerend hinzu.

Die Selbsthilfefähigkeit eines alten Menschen ist direkt abhängig von seiner Beweglichkeit. Um Pflegebedürftigkeit zu vermeiden, muß man sich daher um die Prävention von Behinderungen und die Erhaltung von Mobilität bemühen. Gleichzeitig sollte einem aber bewußt sein, daß beim betagten Patienten die „höchste Mobilitätsstufe" nicht immer mit der besten Lebensqualität gleichzusetzen ist. Demente und verwirrte Patienten können von einer Rückstufung profitieren, d. h. sie sind unter Umständen zufriedener im Rollstuhl oder sogar im Bett als auf den eigenen wackeligen Beinen. Für den geistig klaren alten Menschen bedeutet aber Mobilität in höchstem Maße Lebensqualität.

Werden bettlägerige Patienten bei Krankheit nicht mobilisiert und rehabilitiert, zieht dies einen ganzen Komplex von Veränderungen nach sich, der als Immobilisationssyndrom bezeichnet wird. Es kommt zum fortschreitenden Verlust körperlicher und geistiger Funktionen aller Organe und Organsysteme, der letztlich in einen kompletten Verfall mündet (Tab. 19). Das Herz/Kreislauf-System reagiert in vielfältiger Weise auf eine

Fehlende Mobilisierung führt zum Verlust körperlicher und geistiger Funktionen

Tab. 19: Auswirkungen von Inaktivität - Immobilisationssyndrom (ergänzt nach [12, 100])

- Funktionseinbußen am Herz/Kreislauf-System
- Funktionseinschränkungen an der Lunge
- Funktionsverluste an Muskulatur und Gelenken
- Verschlechterung der Adaptation
- Vermehrte Infekte
- Thrombosen und Embolien
- Dekubitus
- Osteoporose
- Ernährungsstörungen
- Harninkontinenz
- psychische Veränderungen
- kompletter Verfall

Schlechtere Durchblutung

Immobilisation: Rückgang der maximalen Sauerstoffaufnahme und Verminderung des Herz-Minuten-Volumens, Verlust vasokonstriktorischer Reflexe, Hypotension und Abnahme der allgemeinen Durchblutung, insbesondere zerebral und in der Peripherie.

Erhöhtes Pneumonie-Risiko

Da beim liegenden Patienten nicht mehr alle Teile der Lunge belüftet werden, wird die Atmung oberflächlich. Daher sind Bettlägerige vermehrt pneumoniegefährdet (hypostatische Pneumonie).

Neigung zu Thrombosen und Embolien

Andere Auswirkungen sind eine zunehmend schlechtere Adaptation an Belastungen, wie etwa Bewegungen, aber auch interkurrente Infekte, Verlust des Gleichgewichts beim Lagewechsel und erhöhte Neigung zu Thrombosen und Embolien. Die Haut neigt zu Mazerationen und zum gefürchteten Dekubitalgeschwür, wodurch die Immobilisation verstärkt wird. Sedierende Medikamente wiederum fördern das Auftreten von Hautschäden und unterstützen somit das Immobilisationssyndrom.

Muskelkontrakturen, Verstärkung der Osteoporose

Durch fortschreitende Abnahme der neuromuskulären Leistungsfähigkeit kommt es zu Schwäche und Atrophie der Muskulatur und in der weiteren Folge zu Kontrakturen, vor allem der Knie- und Hüftgelenke, Kapselschrumpfungen, Zunahme der Arthrosen bis hin zu Ankylosen. Gleichsam in einem Circulus vitiosus eskalieren die Osteoporose und die damit verbundene Gefahr von Spontanfrakturen, besonders an der Wirbelsäule, am Oberschenkel und am Hüftgelenk. Diese Inaktivitätsosteoporose ist Folge der durch die Immobilisation bedingten negativen Kalzium-Phosphor-Bilanz.

Im Bereich des Stoffwechsels führt dauernde Bettlägerigkeit zu einer weiteren Verschlechterung der im Alter ohnehin schon negativen Stickstoffbilanz und zu einer Senkung des bereits erniedrigten Serumeiweißspiegels und daraus resultierenden Ernährungsstörungen. Auch allgemein kann die Ernährung aufgrund von Appetitverlust und Schluckstörungen (mit der Gefahr einer Aspiration) problematisch werden. Weitere Folgen sind eine verzögerte Motilität des Magen-Darm-Trakts mit Stuhlunregelmäßigkeiten sowie Harninkontinenz, Harnverhaltung und chronische Harnwegsinfekte.

Ernährungsstörungen, Inkontinenz, Harnwegsinfekte

Die physische und psychische Abhängigkeit bestimmt die Neigung zu Depressionen und Apathie, aber auch zu Verwirrtheit und Agitation sowie einem zunehmenden kognitiven Abbau und wird durch diese wiederum verstärkt. Immobilisation bedeutet Maximalstreß, und so finden sich nicht unerwartet auch immer wieder Streßulzera bei bettlägerigen Patienten.

Immobilisation ist maximaler Streß

Multimorbidität und Immobilität
Der mangelnde Gebrauch unserer Körperfunktionen – häufig krankheitsbedingt – wirkt sich sowohl auf das zentrale Nervensystem als auch auf den Bewegungsapparat negativ aus: Schaltstellen zwischen Nervenfasern im Gehirn verkümmern, Muskeln und Sehnen verkürzen sich und verlieren an funktionstüchtigem Gewebe.

Bei verschiedenen Funktionsstörungen des Bewegungsapparates treten augenfällige Muskelatrophien auf, die Folge orthopädischer, neurologischer oder internistischer Grunderkrankungen sein können. Auch die im Alter häufigen Rückenschmerzen können ganz unterschiedliche Ursachen haben.

Eine diagnostische Abklärung ist wichtig, um einerseits maligne oder entzündliche Erkrankungen auszuschließen und entsprechend zu behandeln, andererseits um in bezug auf die Hauptursache eine gezielte medikamentöse und physikalische Therapie durchzuführen.

Zugrundeliegende Erkrankungen abklären

Lokalisierte und generalisierte Arthrosen
Eine Immobilität, bedingt durch eingeschränkte Gehfähigkeit, wird vor allem durch Koxarthrosen (Hüftge-

lenksarthrosen) und Gonarthrosen (Kniegelenksarthrosen) hervorgerufen. In der Regel kommt es nach den ersten Beschwerden, welche die Beweglichkeit zunächst noch nicht einschränken, zu einem langsam progredienten Verlauf. Dann stehen Schmerzen und Bewegungseinschränkungen im Vordergrund, gefolgt von Muskelverspannungen.

Im späteren Stadium wird auch über Ruheschmerzen geklagt; oft sind zu diesem Zeitpunkt bereits ausgeprägte Kontrakturen nachweisbar. Bei vielen Patienten läßt sich mit einfachen orthetischen Hilfsmitteln (z. B. Kniegelenksbandage) eine erstaunliche Verbesserung des Mobilitätsgrades erreichen. Dasselbe gilt für eine wirksame analgetische Behandlung.

Zustand nach Frakturen
Knochenbrüche schränken die Mobilität erheblich ein, insbesondere dann, wenn Teilbelastungen einzuhalten sind oder Mehrfachfrakturen vorliegen. Als begünstigender Faktor ist das im Alter erhöhte Sturzrisiko zu nennen. Häufigste Frakturformen im Alter sind die proximale Femurfraktur, die distale Radiusfraktur und die subkapitale Humerusfraktur. Frauen sind häufiger betroffen als Männer.

Chronische Polyarthritis
Es handelt sich meist um Patienten, die seit vielen Jahren – wenn nicht Jahrzehnten – gelernt haben, sich mit Hilfe vielfältiger Kompensationsmechanismen mit ihrer Krankheit zu arrangieren. Nach dem Ruheschmerz in früheren Stadien der Erkrankung empfinden viele Patienten die im Alter folgende Schmerzlosigkeit der betroffenen Gelenke als erleichternd. Trotz hochgradiger Bewegungseinschränkung geben sie an, insbesondere die Hände im Alltag besser gebrauchen zu können. Diese subjektive Einschätzung darf den Arzt nicht davon abhalten, eine gezielte Therapie durchzuführen.

Osteoporose
Die Osteoporose ist die häufigste Knochenerkrankung im Alter; sie findet sich bei ca. 15 Prozent aller über

65jährigen Frauen. Dabei muß man zwischen physiologischen Abbauprozessen und klinisch manifester Osteoporose unterscheiden: Alte Menschen weisen physiologischerweise nur etwa 50 Prozent der Knochendichte von 30jährigen auf. Als entscheidender Hinweis auf eine Osteoporose sind Wirbelkörperdeformierungen ohne entsprechendes Trauma zu werten.

Erkrankungen der Wirbelsäule
Degenerative Veränderungen sind im Alter physiologisch; bei vielen Patienten wirken sie sich sogar positiv aus, weil vorbestehende Symptome im Laufe der Zeit nachlassen. Der Grund dafür liegt in der zunehmend eingeschränkten Beweglichkeit der betroffenen Wirbelsäulenabschnitte infolge ausgeprägter Randzackenbildungen mit abstützendem Effekt. Dennoch stellen Rückenbeschwerden, jedenfalls aufgrund sekundärer Überlastung (z. B. im Rahmen einer Koxarthrose), ein häufiges Symptom dar und sollten konservativ behandelt werden.

Zerebrovaskuläre Erkrankungen
Patienten, die einen Schlaganfall erlitten haben, machen etwa 25 Prozent aller Schwerbehinderten aus. Insbesondere Lähmungen, kognitiver Abbau und Raumorientierungsstörungen führen schnell zur Immobilität mit den damit verbundenen Problemen.

Aber auch kleine, weniger als 1 cm messende Läsionen im Stammhirn (Morbus Binswanger), verursacht durch eine arteriosklerotische Mikroangiopathie und häufig vergesellschaftet mit Hypertonie und Diabetes mellitus, führen zu Verlangsamung, Inaktivität, Immobilität und Apathie. Neben den späteren Stadien sehen wir bei solchen Patienten oft ausgeprägte spastische Zustände.

Polyneuropathien
Polyneuropathien sind Affektionen mehrerer peripherer Nerven; sie rufen – zumeist symmetrisch und distal betont – sensible, vegetative und motorische Symptome hervor. Ihre Prävalenz beträgt etwa 40 pro 100.000 Ein-

wohner. Hauptursache ist der Diabetes mellitus (siehe Seite 137).

Morbus Parkinson
Etwa 1 bis 2 Prozent der Gesamtbevölkerung sind betroffen; Männer erkranken häufiger als Frauen. Die Bewegungsstörungen äußern sich anfangs nur in einer leichten Gehbehinderung und führen letztlich über verschiedene Gehhilfen bis zum Rollstuhl.

Chronisch arterielle Verschlußkrankheit der Extremitäten
Durchblutungsstörungen der Extremitäten sind beim alten Menschen außerordentlich häufig; meist bleiben sie aber weitgehend asymptomatisch oder äußern sich in uncharakteristischen Mißempfindungen im Bereich der Beine. Die Erkrankung kann sowohl die oberen als auch die unteren Extremitäten betreffen, doch ist sie an den Beinen wesentlich häufiger.

Weitere Krankheiten
Eine Unterfunktion der Schilddrüse, Depressionen, Demenz, medikamentöse Nebenwirkungen mit Sedierung sowie Sehstörungen, Schwindel und Schwindelattacken können ebenfalls zu Bewegungsstörungen und Immobilität führen.

Eine eingeschränkte Beweglichkeit im Alter kann außer den genannten noch andere Ursachen haben:
▶ sensorische Defizite,
▶ Muskelschwäche, Kontrakturen,
▶ Fußprobleme,
▶ Schmerzen,
▶ Herzinsuffizienz,
▶ Luftnot,
▶ Immobilisierung durch Angehörige,
▶ Immobilisierung durch Ärzte.

Diagnostik

Klinisches Bild oft uncharakteristisch

Das klinische Bild der oben angeführten Krankheiten ist manchmal uncharakteristisch und nur durch eine Bewegungsarmut, eine Verlangsamung der Bewegungen und einen engen Aktionskreis gekennzeichnet. Dabei ist dem Patienten, seinen Angehörigen und seinem Arzt nicht einmal klar, daß die abnehmende Mobilität Ausdruck einer oder mehrerer Erkrankungen sein kann. Vom Patienten und seinen Angehörigen erhält man kaum Hinweise, aus denen sich eine Verdachtsdiagnose ergäbe. Bei genauer körperlicher Untersuchung und einer subtilen Anamnese sollten sich jedoch Anhaltspunkte für die Genese des Krankheitsbildes finden. Hier erweist sich gerade das Geriatrische Assessment als wichtiger Teil der Diagnostik (siehe Seite 25). Die Bequemlichkeitsdiagnose einer „Altersschwäche" spricht zumeist dafür, daß sich der Arzt nicht die Mühe einer gründlichen Untersuchung gemacht hat [17].

„Altersschwäche" ist eine Bequemlichkeitsdiagnose

Therapie

Zur Wiedererlangung der Mobilität sind bei akuten Erkrankungen eine konsequente aktivierende Pflege und ein gut funktionierendes soziales Netz (motivierte Angehörige) das Wichtigste. Dazu kommt dann die gezielte Behandlung der im Vordergrund stehenden Grundkrankheit, verbunden mit dem Einsatz von Physio- und Ergotherapie. Auch für Patienten im Pflegeheim bedeutet ein höherer Mobilitätsgrad eine Verbesserung der Lebensqualität. Subjektiv quälend ist oft nicht die Hilflosigkeit an sich, sondern die Abhängigkeit von anderen Menschen. Darum sollte Immobilität auch bei Heimbewohnern bewußt therapeutisch angegangen werden.

Hilfsmittel

Die Versorgung eines bewegungseingeschränkten Patienten mit Hilfsmitteln setzt eine genaue Diagnostik voraus und erfordert ein subtiles Abwägen der Möglichkeiten.

Angesichts eines unübersehbaren Angebots ist man gut beraten, sich mit einer begrenzten Anzahl von Hilfsmitteln vertraut zu machen. Die vorschnelle Verordnung einer für den Patienten ungeeigneten Gehhilfe oder die Nutzung eines noch im Hause befindlichen Hilfsmittels, das dem verstorbenen Großvater gute Dienste geleistet

Hilfsmittel nicht vorschnell verordnen

67

hat, entspricht nicht gerade einer adäquaten Versorgung. Überläßt man die Auswahl dem Sanitätshaus, so fällt die Entscheidung nicht selten nach kommerziellen, weniger nach fachlichen Gesichtspunkten. Nachfolgend sei kurz auf einige Hilfsmittel eingegangen.

Kein flüssiges Gangbild

Gehbock. Mit einem Gehbock ist ein flüssiges Gangbild nicht zu erreichen. Sein Vorteil liegt in dem niedrigen Gewicht; er läßt sich aber fast immer durch einen Rolator ersetzen, der ein wesentlich flüssigeres Gangbild ermöglicht. Für den dementen Patienten mit einer Bewegungseinschränkung erweist sich der Gehbock allerdings als sinnvoll.

Voraussetzung: sichere Handhabung der Bremsen

Rolator. Der herkömmliche Rolator hat vorn zwei Räder und hinten zwei Gummistopfen. In den letzten Jahren kamen zahllose vierräderige Rolatoren auf den Markt, deren Räder sich durch beidseitige Handbremsen abstoppen lassen. Sie erlauben ein flüssiges Gangbild, setzten aber die sichere Handhabung der Bremsen voraus, was nicht bei jedem alten Menschen gegeben ist. Manche Modelle verfügen über eine Sitzfläche, auf der der Patient sich ausruhen kann.

Inzwischen gibt es auch Modelle, die gewissermaßen eine Zwischenstellung zwischen dem klassischen und dem vierräderigen Rolator einnehmen:

Sie verfügen zwar über vier Räder, haben aber außerdem wenig oberhalb des Bodens Gummistopfen, die den Rolator zum Stehen bringen können, sobald Gewicht auf das Hilfsmittel kommt.

Wendiger, aber weniger stabil

Delta-Gehrad. Ein Delta-Gehrad hat vorne ein und hinten zwei Räder. Es wird ebenfalls durch zwei Handbremsen zum Stehen gebracht. Es ist wendiger als ein Rolator, und die Patienten können sich damit in der eigenen Wohnung besser fortbewegen. Allerdings vermittelt dieses Hilfsmittel weniger Halt als der vierräderige Rolator und ist manchmal Ursache für Stürze.

Unterarm-Stützen. Sie werden dann eingesetzt, wenn ein Rolator nicht mehr notwendig ist. Anfangs geht der

Die fünf geriatrischen „I's"

Patient zumeist mit zwei Unterarm-Stützen, wodurch ein symmetrisches Gangbild erzielt wird. Besonders bei Patienten mit einem neuen Hüftgelenk wegen langjähriger Koxarthrose findet sich eine Abduktorenschwäche und ein sogenanntes Trendelenburg-Phänomen, wobei das Becken zur nicht belasteten Seite absinkt. Solange die Muskulatur nicht aufgeschult ist, sollten deshalb zwei Unterarm-Stützen benutzt werden. Ein anatomischer Handgriff kann die Belastung der Hand reduzieren, trotzdem werden das Hand- und Schultergelenk häufig überlastet.

Hand- und Schultergelenke häufig überlastet

Vier-Punkt-Stütze. Sie sieht mit ihren vier Beinen und dem Handgriff gewichtig und klobig aus – man glaubt kaum, daß das Gehen damit erleichtert wird. Sie wird gelegentlich von Patienten nach einem schweren Schlaganfall benutzt, wenn sie ohne Hilfsmittel nicht gehen können. Sie führt stets zu einer erheblichen Überlastung der gesunden und einer unangebrachten Entlastung der betroffenen Seite. Die Verordnung einer Vier-Punkt-Stütze ist nur dann gerechtfertigt, wenn das Gehen ohne Stütze nicht erreichbar ist.

Verordnung nur in Ausnahmefällen

Rollstuhl. Gerade für einen alten, gebrechlichen Menschen ist der Rollstuhl manchmal die adäquateste Art der Fortbewegung. Patienten, die ihn akzeptieren und nutzen, kommen auch in der häuslichen Umgebung oft am besten mit diesem Hilfsmittel zurecht. Soll ein Rollstuhl angeschafft werden, ist es notwendig, ihn den Körpermaßen und den Bedürfnissen des Patienten anzupassen. Dabei werden die meisten Fehler gemacht.

Bei der Anpassung werden die meisten Fehler gemacht

Man muß darauf achten, daß die Sitzbreite stimmt (eine Faustregel besagt, daß man die flache Hand zwischen Beckenknochen und Seitenteil bekommen sollte). Die Sitztiefe muß der Körperform angepaßt sein. Wenn der Patient mit dem Gesäß ganz hinten sitzt, sollte zwischen der Vorderkante der Sitzfläche und dem Kniekehlenbereich ein Abstand von zwei bis drei Fingern gegeben sein. An den Sitzbeinen ist das Dekubitusrisiko am größten; daher sollte durch eine anatomische Sitzfläche eine gleichmäßige Druckverteilung sichergestellt werden.

Sitzbreite muß stimmen

Die Rückenlehne sollte nur bis etwa zwei Finger breit unter die Schulterblätter reichen. Bei sehr hohen Tetraplegien genügt diese Höhe oft nicht; in solchen Fällen muß die Rückenlehne bis hoch in den Schulterblattbereich gehen.

Die alte 90-Grad-90-Grad-90-Grad-Regel für Fußwinkel, Kniewinkel und Beckenwinkel hat heute nur noch partiell Gültigkeit. Bei Spastikern muß beispielsweise der Beckenwinkel variiert werden, um eine Überstreckung in der Hüfte zu vermeiden. Als Faustregel gilt hier, daß nur Ausprobieren hilft, die günstigsten Winkel zu finden und daß diese immer wieder optimiert werden müssen.

Sitzhöhe optimal einstellen

Beim individuell angepaßten Rollstuhl muß auch die Sitzhöhe optimal eingestellt werden. Ein Hemiplegiker zum Beispiel sollte mit dem Gesäß an der Rückenlehne sitzenbleiben und gleichzeitig mit der Ferse den Boden berühren können. Für ihn kann die Sitzfläche etwas angeschrägt und hinten etwas höher als vorne sein. Die Rückenlehne sollte dann in einem Winkel von etwas mehr als 90 Grad eingestellt werden. So kann sich der Fahrer hinten stabil anlehnen, ohne mit dem Gesäß nach vorne zu rutschen.

Bei der Auswahl und Anpassung eines Rollstuhls gibt es zusätzlich zu den Bedingungen „leichtes Fahren" und „ergonomisch gesundes Sitzen" auch noch den Aspekt der Anpassung an die Umgebung.

Für das Fahren auf unebenem Boden ist eine Luftbereifung erforderlich.

Wird das Hilfsmittel nur in der Wohnung benutzt, kann darauf verzichtet werden.

Die Umgebung ist auch bei der Ausstattung der Seitenteile zu berücksichtigen: Wenn der Rollstuhl vorwiegend draußen benötigt wird, sollte er mit einem Spritzschutz versehen sein.

Auch die Frage des Transfers ist bei der Rollstuhlauswahl zu beachten. Viele Schlaganfallpatienten machen den Transfer zum Bett oder auf die Toilette über das Stehen. Zum Aufstehen benötigt man geteilte Fußstützen, damit die Füße so nahe wie möglich an den Sitz kommen.

Gerade bei älteren Menschen, die erste Erfahrungen mit dem Rollstuhl machen, kann man nicht davon ausgehen, daß einmaliges Anpassen genügt. Bei Anfängern muß man nach und nach die optimale Rollstuhleinstellung herausfinden, Übung ist hier alles.

Einmaliges Anpassen genügt nicht

Instabilität – Gangstörungen, Schwäche, Schwindel und Stürze

Die Häufigkeit von Stürzen und die Sturzneigung nehmen mit dem Alter zu.

Die höchste Inzidenz findet sich bei 80- bis 85jährigen. Man kann davon ausgehen, daß jährlich etwa ein Drittel aller geriatrischen Patienten zu Hause einen Sturz erleiden, wobei Frauen etwa doppelt so häufig wie Männer betroffen sind [9]. Die Inzidenz von Stürzen bei Heimbewohnern ist um das zwei- bis dreifache höher [97].

Frauen stürzen häufiger als Männer

Auch im Krankenhaus zählen Stürze gleich nach unerwünschten Arzneimittelwirkungen zu den häufigsten Komplikationen, die über 65jährige Patienten betreffen.

Stürze stellen einen der Hauptgründe dar, weswegen ältere Patienten ins Krankenhaus eingewiesen werden. Als Sturzfolge kommt es in 5 bis 15 Prozent der Fälle zu einer behandlungsbedürftigen Verletzung. Es sind vor allem Oberschenkelfrakturen, Gewebetraumata und Hautverletzungen, die einer chirurgischen Intervention bedürfen. In seltenen Fällen entwickelt sich ein chronisches subdurales Hämatom, dessen Zusammenhang mit einem vorausgegangenen Sturz jedoch nicht immer herzustellen ist.

Unabhängig von den medizinischen Folgen bedeutet jeder Sturz für die Betroffenen eine erhebliche psychische Belastung und kann oft eine Verschlechterung des körperlichen und seelischen Zustands einleiten, wenn die Immobilität nicht vermieden wird.

Jeder Sturz bedeutet eine psychische Belastung

Jeder in der Praxis tätige Arzt, der mit älteren Patienten zu tun hat, wird sich mit dem Symptomenkomplex Instabilität, Sturz und Sturzrisiken befassen müssen, wobei die Vielfalt der möglichen Ursachen und die unterschiedlichen Therapiemöglichkeiten oft eine besondere Herausforderung darstellen. Wie bei anderen alterstypischen Problemfeldern handelt es auch hier meist um ein „Paket" verschiedenster Ursachen, die einzeln oder zusammen für einen Sturz verantwortlich sein können.

Dazu gehören die physiologischen Veränderungen, die Multimorbidität mit einer häufig bestehenden Multimedikation, funktionelle Defizite und Umgebungsfaktoren.

Physiologische Veränderungen

Komplexes Zusammenspiel verschiedener Faktoren

Um eine aufrechte Körperhaltung zu ermöglichen, ist ein komplexes Zusammenspiel unterschiedlicher Faktoren notwendig. Die zentralnervöse Steuerung erfolgt auf den Ebenen Hirnstamm, Basalganglien und Kortex. Hier werden die aus dem ganzen Körper eingehenden Impulse verarbeitet und in entsprechende Befehle an die Muskeln in der Peripherie umgesetzt. Informationen aus dem Vestibularissystem, den zervikalen Mechanorezeptoren und der visuellen Orientierung sind von zentraler Bedeutung für die Aufrechterhaltung des Gleichgewichts.

Ab dem 60. Lebensjahr beginnt die Haltungskontrolle nachzulassen, und die Schwankungsbreite nimmt mit dem Alter weiter zu. Veränderungen des Bewegungsapparates (Einschränkung der Hüftrotation und der Gelenkbeweglichkeit, verminderte Muskelkraft), Ausfall sensorischer Afferenzen (Abnahme der Tiefensensibilität, Visusminderung) und verminderte Effektivität der zentralnervösen Koordination wirken sich auf den Bewegungsablauf aus; dies resultiert in einer Abnahme der Haltungsstabilität und dem typischen, breitbasigen, kleinschrittigen Altersgang.

Multimorbidität und Sturz

Die häufig bestehende Multimorbidität kann Ursache für viele Stürze sein. Im Vordergrund stehen dabei:

Vielfältige Sturzursachen

▶ Seh- und Hörstörungen: Mangelnde Leistungen der Sinnesorgane erschweren die Wahrnehmung von Gefahren in der direkten Umgebung und können dadurch Stürze und Unfälle begünstigen.

- Gangstörungen: Ein „abnormer" Gang ist nach prospektiven Erhebungen zusammen mit einem hohen Lebensalter ein maßgeblicher Risikofaktor multipler Stürze.
- Schwindel, Schwäche: In schweren Fällen führen Schwindelgefühle zu Unsicherheiten bis hin zum Sturz.
- Fußprobleme
- Internistische Krankheitsbilder: Insbesondere Herzerkrankungen und Störungen der Blutdruckregulation können zu Synkopen mit Stürzen führen.
- Neurologische Krankheiten: Bestehende neurologische Erkrankungen, die zu funktionellen Einschränkungen geführt haben (z. B. Schlaganfall), erhöhen das Sturzrisiko beträchtlich. Auch die Parkinson-Krankheit ist hier als Risikofaktor zu nennen.
- Psychiatrische Krankheitsbilder: Depression und Demenz spielen aufgrund der damit einhergehenden Angst eine wichtige Rolle.
- Medikamente: Das Sturzrisiko ist abhängig von der Art und Dosierung des Arzneimittels sowie von gleichzeitig eingenommenen Pharmaka.

„Abnormer" Gang

Prospektiven Erhebungen zufolge ist ein „abnormer" Gang in Verbindung mit hohem Lebensalter ein maßgeblicher Risikofaktor multipler Stürze [119]. Gerade Alltagssituationen, die komplexere Gangarten und Haltungsregulationen erfordern, bringen das Körpergleichgewicht an eine kritische Grenze. Entsprechend sind Stürze, die sich bei Lageänderungen des Körpers (z. B. Aufstehen von einem Stuhl) ereignen, häufiger die Folge einer eingeschränkten Haltungskontrolle als die Konsequenz einer orthostatischen Dysregulation [197]. Vieregge [200] stellte im Rahmen seiner Untersuchungen bei 38 Prozent der Patienten einen schlurfenden Gang fest.

Geringer Zehen-Boden-Abstand, unsicherer Fersenaufsatz und Zehenabstoß sowie eine gestörte Abrollbewegung des Fußes bergen – unabhängig von der pathophysiologischen Zuordnung – die Gefahr, Hindernisse

Schlurfender Gang erhöht das Sturzrisiko

mit den Füßen zu berühren, zu stolpern und unter Umständen zu fallen.

Runge [176] beschreibt den „senilen Gang" folgendermaßen: verlangsamt, kurze Schritte mit niedriger Schritthöhe, leicht vermehrtes Schwanken des Rumpfes, Rumpf oft nach vorne gebeugt, dadurch Schwerpunkt nach vorn verlagert, „am Boden kleben".

Bis zu 30% der Stürze ereignen sich im Alltag

Bis zu 30 Prozent aller Stürze ereignen sich im Zusammenhang mit alltäglichen Verrichtungen und gehen in erster Linie auf unvorteilhafte häusliche Bedingungen zurück (z. B. unzureichende Beleuchtung an Treppen oder Gartenwegen, fehlende Geländer, aufgerollte Teppiche usw. [163]). Bei Patienten mit einem gestörten Gang bedarf es für einen Sturz oft nur einer kurzen Unaufmerksamkeit infolge kognitiver oder emotionaler Ablenkung, ohne daß „medizinische" Ursachen vorliegen [149].

Demzufolge bleibt trotz detaillierter Ursachenforschung ein Sturzereignis oft ungeklärt [195]. Hier ist die genaue Beobachtung und Analyse des Gangbildes von hoher Bedeutung. Semiquantitative Mobilitätsindizes können im Rahmen des Geriatrischen Assessments (siehe Seite 25) hilfreich für die Diagnostik sein. Die Therapie wird in einer allgemeinen Aktivierung und einem Gangtraining bestehen müssen. Unter Umständen ist ein Hilfsmitteleinsatz notwendig.

Schwindel, Schwäche und Stürze

Sehr unterschiedliche Mißempfindungen

Unter den Begriff „Schwäche" und „Schwindel" werden vom älteren Patienten sehr unterschiedliche Mißempfindungen subsumiert, die vom eindeutig klassifizierbaren Drehschwindel über eine objektivierbare Gleichgewichtsstörung, eine subjektiv irrtümlich wahrgenommene Schwankung des eigenen Körpers oder der Umgebung bis hin zu diffusen Gefühlen wie einem „komischen Schwebegefühl" im Kopf reichen [45].

Schwach bzw. schwindlig sein ist also ein recht allgemeines Symptom. Es wird mit zunehmendem Alter häufiger berichtet [184, 131, 30]. Ältere Patienten, die unter Schwindel und Schwäche leiden, finden sich in erster Linie in der Allgemeinpraxis [131].

Einige Autoren halten Schwindel für das häufigste sturzassoziierte Symptom in der Allgemeinpraxis [111], andere Autoren in stationären Einrichtungen messen dem Schwindel als Sturzursache keine so große Bedeutung bei [167]. In Pflegeheimen berichten 25 Prozent der gestürzten Bewohner über Schwindel [165].

Wie aus einer amerikanischen Praxisstudie bei Allgemeinmedizinern hervorgeht, hatten 64 Prozent der Patienten mit einem ausgeprägten Schwindel Stürze erlitten [102]. Die häufige Koexistenz von Stürzen oder auch Synkopen bei älteren Schwindelpatienten wurde bereits in früheren Untersuchungen dokumentiert [121, 122, 186]. In der amerikanischen Untersuchung ergab sich als Schwindelursache in 28 Prozent eine kardiovaskuläre Diagnose, in 18 Prozent eine peripher-vestibuläre Störung, in 14 Prozent eine neurologische Gehirn-

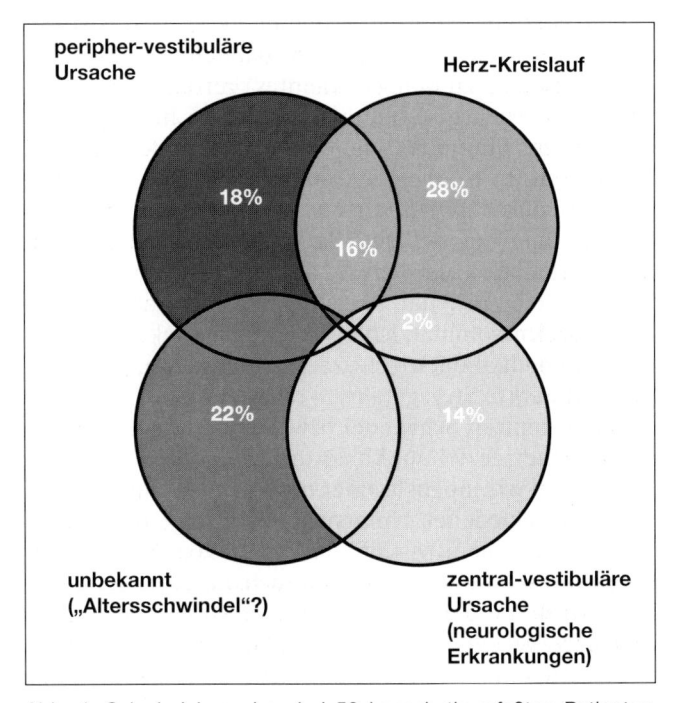

Abb. 4: Schwindelursachen bei 50 konsekutiv erfaßten Patienten (nach [102]).

störung und in 18 Prozent mehr als eine Diagnose; bei 22 Prozent der Patienten konnte trotz intensiver Diagnostik keine auslösende Erkrankung festgestellt werden (siehe Abb. 4).

Diese Ergebnisse machen deutlich, daß man mit bewußter und intensiver Diagnostik bei älteren Patienten relativ häufig die Schwindelursache herausfinden kann. Deutsche Studien zeigen allerdings einen deutlich geringeren Aufklärungsgrad [127].

Psychische Störungen als Hauptursache eher selten

Weiterhin wird deutlich, daß in der Allgemeinpraxis bei älteren Patienten – im Unterschied zu jüngeren – psychische Störungen relativ selten als Hauptgrund für ausgeprägten Schwindel mit Sturz anzusehen sind. Zu ähnlichen Befunden sind auch schon andere Untersucher gekommen [37, 41]. Deutschsprachige Geriater weisen in diesem Zusammenhang immer auf das Post-fall-Syndrom hin [76, 167].

Post-fall-Syndrom: Verunsicherung in der eigenen Körpersphäre

Das Post-fall-Syndrom bedeutet nicht bloß gestörte Mobilität und Stabilität, vielmehr handelt es sich um ein eigenständiges (zu wenig bekanntes) geronto-psychiatrisches Krankheitsbild, geprägt durch eine tiefe Verunsicherung des alten Menschen in seiner eigenen Körpersphäre („Katastrophenreaktion nach Sturz"). Der Patient kann durch die bestehende Angst vor einem erneuten Sturz in einen regelrechten Teufelskreis geraten: Sturz, Trauma (auch ohne Fraktur), Einschränkung der körperlichen Aktivität, Angst, verstärkte Gangstörung, Rückzug, Immobilität, Isolation, Bettlägerigkeit, somatische Komplikationen (Herzdekompensation, Pneumonie), verstärkte Sturzgefahr.

Das Symptom Schwindel bzw. Schwäche mit Stürzen bedarf einer gezielten Abklärung (siehe Seite 80, 109) und, soweit wie möglich, einer ursächlichen Behandlung.

Endgültige Diagnose oft nicht möglich

Die verschiedenen Untersuchungen zeigen aber auch auf, daß bei einem bestimmten Anteil von älteren Patienten mit Schwindel und Stürzen trotz durchgeführter Diagnostik in der Allgemeinpraxis keine endgültige Diagnose gestellt werden kann und dementsprechend neben Allgemeinmaßnahmen (siehe Seite 84, 111) nur eine symptomatische medikamentöse Therapie (z. B. mit Dimenhydrinat/Vertigo-Vomex SR) übrig bleibt.

Schwindel, Stürze und Arzneimittel

Arzneimittelverordnungen sowie Multimedikation sind wiederholt mit Schwindel und Stürzen alter Patienten assoziiert worden [158]. Renteln-Kruse und Mitarbeiter haben bei älteren Krankenhauspatienten untersucht, wie häufig im Alter ab 75 Jahren Arzneimittel verordnet werden, die das Auftreten von Stürzen begünstigen können.

Dabei wurde gezielt das Symptom Schwindel erfaßt, das neben verminderter Griffstärke der dominanten Hand, Arthrose und Fußproblemen im Rahmen der Sturzanamnese häufig genannt wird [14, 155, 194].

Arzneimittel können Schwindel auslösen und damit Stürze begünstigen

Es zeigte sich, daß von den 276 in einer Zufallsstichprobe erfaßten über 75jährigen Patienten mehr als die Hälfte über Schwindel klagte [159]. Damit bestätigte man eine Untersuchung von Blake [14], der zufolge Schwindel als Sturzursache bei über 85jährigen doppelt so häufig feststellbar ist wie bei 65- bis 69jährigen.

Weiterhin wurde bestätigt, daß an Schwindel leidende Patienten öfter stürzen [14, 151, 155]. Schwindel war mit einer höheren Gesamtzahl verordneter Medikamente assoziiert, wobei insbesondere die Einnahme von Psychopharmaka und Hypnotika/Sedativa häufiger mit Stürzen in Verbindung gebracht wurde. Bei Patienten, die mit Psychopharmaka behandelt werden, stellen kardiale Erkrankungen und Diuretikatherapie zusätzliche Risikofaktoren für Stürze dar [88].

Wie die vorliegenden Untersuchungen zeigen, kommt der Medikamentenanamnese in der diagnostischen Abklärung des Problemfeldes „Schwindel und Stürze" ohne Zweifel eine besondere Bedeutung zu.

Medikamentenanamnese besonders wichtig

Medikamente und Stürze

Informationen zum Zusammenhang zwischen Arzneimitteln und Stürzen stammen im wesentlichen aus drei Quellen: in der überwiegenden Mehrzahl aus epidemiologischen Studien; weiterhin aus Untersuchungen einzelner Pharmaka, insbesondere ZNS-wirksamer Arzneimittel, und aus Untersuchungen zum Einfluß bestimmter Medikamente auf einzelne Parameter, zum Beispiel die Balance [120].

Tab. 20: Mit Stürzen assoziierte Arzneimittel-Gruppen (ergänzt nach [97]).

▶ Sedativa, Hypnotika und Benzodiazepine (mit Halbwertzeiten über 24 Stunden)	▶ Kalziumantagonisten
	▶ Durchblutungsfördernde Mittel
▶ Phenothiazine	▶ Laxantien
▶ Trizyklische Antidepressiva	▶ Nicht-steroidale Antiphlogistika
▶ Diuretika	
▶ Digitalisglykoside	▶ Zentral wirksame Analgetika

Beeinträchtigung von Vigilanz und Aufmerksamkeit, Koordination und Balance

Arzneimittel können Vigilanz und Aufmerksamkeit sowie Koordination und Balance beeinträchtigen und den Muskeltonus herabsetzen (z. B. Benzodiazepine) oder durch Akkomodationsstörungen die Sehschärfe vermindern (z. B. Antidepressiva); außerdem können prinzipiell alle Pharmaka mit hypertensiver Haupt- oder Nebenwirkung die Blutdruckregulation negativ beeinflussen, insbesondere bei Einnahme mehrerer gleichsinnig wirkender Arzneimittel [98].

Dosis und Wirkstoff spielen eine entscheidende Rolle

Ein wichtiger und häufig dokumentierter Befund ist die positive Beziehung zwischen Stürzen und Multimedikation. Die kritische Grenze bei der Anzahl der verabreichten Medikamente wird meist ab vier gezogen [196, 25]. Für das Sturzrisiko spielt auch die Dosierung und insbesondere die Art des Wirkstoffs eine entscheidende Rolle (Tab. 20). Der Zusammenhang zwischen ZNS-wirksamen Medikamenten, wie etwa Phenothiazinen, trizyklischen Antidepressiva und lang wirkenden Benzodiazepinen und Stürzen ist gut bekannt [164]. Neuere Studien zeigen Beziehungen auch zu kardiovaskulären Arzneimitteln auf, wie Diuretika, Digitalisglykosiden, Kalziumantagonisten sowie Vasodilatatoren, die zur Behandlung der peripheren arteriellen Verschlußkrankheit verordnet werden [33, 93]. Ebenfalls mit Stürzen assoziiert sind Laxantien, nicht-steroidale Antiphlogistika und zentral-wirksame Analgetika.

Eine von Leipzig und Mitarbeitern [105] durchgeführte Metaanalyse bestätigt den direkten Zusammenhang zwischen Stürzen und der Einnahme von Digoxin, Alpha-1-Antiarrhythmika (Quinidin, Procainamid) und Diuretika (Thiazide, Furosemid). Die Autoren weisen aber gleichzeitig darauf hin, daß ältere Patienten fast immer mehr als drei oder vier Medikamente gleichzeitig einnehmen, die dann in ihrer Gesamtheit Schwindel und Stürze nach sich ziehen können. Demzufolge stellt die systematische Überprüfung der Medikation, insbesondere bei Mehrfachverordnungen, eine wichtige Maßnahme zur Prävention von Schwindel mit nachfolgenden Sturzereignissen dar. Hat der Patient bereits einen Sturz erlitten, sollte unter Umständen eine Umstellung der Medikation in Betracht gezogen werden.

Medikation systematisch überprüfen

Internistische Krankheitsbilder
Gerade Herz-Kreislauf-Erkrankungen, wie etwa Rhythmusstörungen, Hypertonus, Herzinsuffizienz und Linkshypertrophie, gehen häufig mit Schwindel/Sturz/Synkope einher. Insgesamt tragen sie zu einer schlechteren Gesamtbefindlichkeit bei und damit möglicherweise auch zum langsameren und unsicheren Gang; sie müssen also als Risikofaktoren für Stürze betrachtet werden. In verschiedenen Studien wurde dies auch bestätigt [86, 67]. Besondere Bedeutung kommt ohne Zweifel neben den Herzrhythmusstörungen mit Synkope und Sturz der orthostatischen Hypotension zu. Orthostatische Fehlregulationen des Blutdrucks haben unter zu Hause lebenden älteren Menschen eine Prävalenz zwischen 5 und 25 Prozent [161].

Herz/Kreislauf-Erkrankungen sind generell als Risikofaktoren zu betrachten

Die umfangreiche Cardiovascular-Health-Study belegt zwei Sachverhalte: Erstens kommt die orthostatische Hypotension mit steigendem Lebensalter häufiger vor, und zweitens entwickelt nur ein Teil der betroffenen, nicht akut erkrankten Personen klinische Symptome [168]. In Belastungssituationen, zum Beispiel im Rahmen einer fieberhaften Infektion, wird dann eine orthostatische Hypotension klinisch manifest. Begünstigend wirken sich autonome Dysfunktion, Hypovolämie, niedrige kardiale Auswurfleistung, Parkinsonismus, metabolische und endokrine Erkrankungen und Medikamente (insbesondere Sedativa, Antihypertensiva, Vasodilatatoren und Antidepressiva) aus.

Nach einer Mahlzeit kann der Blutdruckabfall besonders ausgeprägt sein [111]. Bei diesem Phänomen dürfte

Die fünf geriatrischen „I's"

Tab. 21: Der durch Sturz bedrohte Risikopatient.

▶ Alter über 75 Jahre	▶ rezidivierende Infekte
▶ wiederholte Stürze, Sturz mit Fraktur in der Anamnese	▶ orthostatische Hypotension
	▶ Schwindelanfälle
▶ Multimedikation	▶ Synkopen
▶ Multimorbidität (insbesondere körperliche Behinderungen, kognitive Störungen)	▶ Malnutrition, Dehydratation
	▶ Funktionseinbußen, insbesondere Gangstörungen
	▶ Umgebungsfaktoren

Blutdruckkontrolle unter orthostatischer Belastung und in prädisponierenden Situationen

es sich um eine eigene pathophysiologische Entität handeln. Ansonsten sprechen die Barorezeptoren auch am frühen Morgen sowie nach längerem Liegen und nach Einnahme von Nitroglyzerin schwächer an. Aus diesen Gründen sollte neben einer ausführlichen Anamnese mit spezieller Erfassung der Medikation und einer eingehenden klinischen Untersuchung eine Blutdruckkontrolle unter orthostatischer Belastung und in prädisponierenden Situationen (am frühen Morgen, nach Mahlzeiten und bei Bedarf nach Nitroglyzerin-Applikation) zu den obligaten Untersuchungsstandards gehören.

Im Rahmen des Geriatrischen Assessments können kognitive Leistungstests und die Einschätzung anhand der Depressionsskala bei der Abklärung psychiatrischer bzw. neurologischer Ursachen helfen.

Sturzrisiko vermindern
Etwa die Hälfte der Stürze ist unfallbedingt. Für die übrigen Sturzereignisse kommen der Häufigkeit nach folgende Auslöser in Frage:

Bei Hochbetagten meist mehrere Ursachen

Gleichgewichts- und Gangstörungen, Schwindelanfälle, Schwäche, orthostatische Hypotension. Im Gegensatz zu jüngeren Senioren, bei denen Umgebungsfaktoren und einzelne, definierte Ursachen zu finden sind, dominieren bei den Hochbetagten multifaktorielle, krankheitsbedingte Ursachen.

Am Anfang der Diagnostik sollte eine Sturzanalyse stehen

Am Anfang der Diagnostik sollte immer eine Sturzanalyse stehen. Man sollte versuchen, die Ursachen und Umstände von Stürzen zu rekonstruieren und sich insbesondere um die Klärung folgender Fragen bemühen: Welche Diagnosen sind bekannt? Ist der Patient voll mobilisiert? Hat er eine Gehhilfe? Stürzt er immer morgens, nach dem Aufstehen, nach dem WC-Besuch, nach dem Essen, nach Aufregung usw.? Sind Stürze mit Schwindel verbunden? Auch an häufig nicht beachtete Krankheitsbilder, wie zum Beispiel einen Harnwegsinfekt, sollte gedacht werden.

Neben einer ausgiebigen Anamnese (insbesondere Medikamentenanamnese), muß nachfolgend eine klinische Untersuchung einschließlich neurologischer Befunderhebung durchgeführt werden. Besondere Bedeutung kommt der direkten Beobachtung von Gang, Stand und übriger Lokomotion im Sinne einer Ganganalyse zu.

Ein zusammenfassendes klinisches Urteil ergibt sich aus [167]:

Häufiges Stolpern und Straucheln, Hangeln und Greifen; Notwendigkeit von Gehhilfen; sichtbare Probleme beim Aufstehen aus dem Sitzen; starke Verlangsamung beim Gehen; Kleinschrittigkeit; erhöhte sequentielle Schrittvariabilität; verlängerte Doppelstandphase; Breitbasigkeit; verminderte Schritthöhe; auffälliges Aufsetzen und Abrollen; Schrittasymmetrie; sehr hoher Body Sway im Stehen/Gehen/bei der Wende; Verlust der lokomotorischen Automation; Unfähigkeit zur Gangbeschleunigung; unregelmäßige Normabweichungen im Gegensatz zu regelmäßigen; Auffälligkeiten von Kopf- und Rumpfhaltung; vermindertes Bewegungsausmaß in den großen Gelenken; vermindertes Mitschwingen der Arme; veränderte Beckenbewegungen; spastischer/ataktischer/dysmetrischer Gang; Kontrollverlust in Gelenken (Durchschlagen, Einsacken); Propulsion; Festination; relevante unkontrollierte Fehlbewegungen.

Weiterhin sollte unbedingt ein praxisorientiertes Mobilitäts-Screening nach Tideiksaar und ein Mobilitätstest nach Tinetti durchgeführt werden. Um Mobilitätsstörungen zu erfassen, läßt man den Patienten in der Praxis einfache Geh- und Gleichgewichtsübungen nach Tideiksaar ausführen (siehe Abb. 5). Dadurch lassen sich zusätzliche Risikofaktoren feststellen, die bei der Anamneseerhebung und körperlichen Untersuchung vielleicht nicht erkannt wurden. Gegebenenfalls können dann gezielte Maßnahmen zur Verbesserung der Mobilität eingeleitet werden.

Mit Geh- und Gleichgewichtsübungen lassen sich Mobilitätsstörungen in der Praxis erfassen

Die fünf geriatrischen „I's"

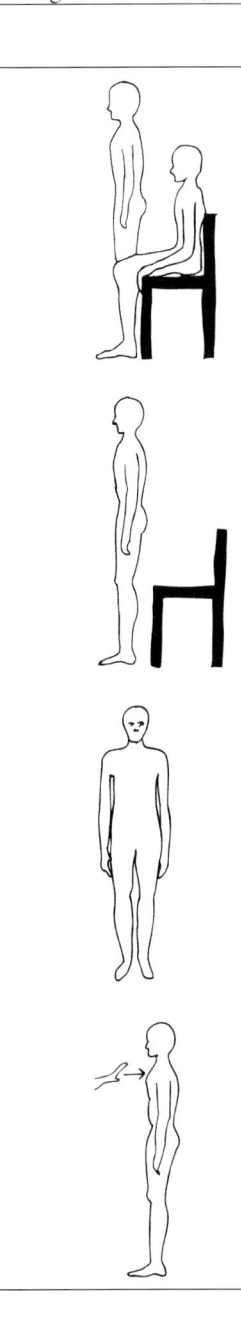

1. Auf einem Stuhl sitzen und aufstehen.

Achten Sie auf das Gleichgewicht im Sitzen und darauf, ob der Patient in einer fließenden Bewegung, ohne Gleichgewichtsstörungen und ohne sich auf den Armlehnen abzustützen, aufstehen kann.
Eine schlechte Leistung deutet auf eine Dysfunktion der unteren Extremitäten hin.

2. Nach dem Aufstehen von einem Stuhl 10 bis 15 Sekunden auf der Stelle stehenbleiben.

Achten Sie darauf, ob der Patient ohne Hilfe ruhig stehenbleiben kann und keine Anzeichen von Schwindel oder Gleichgewichtsverlust zeigt.
Eine schlechte Leistung deutet auf niedrigen (lageabhängigen) Blutdruck oder vestibuläre Dysfunktion hin.

3. Mit geschlossenen Augen stehen. Arme sind seitlich am Körper, die Füße haben etwa 5 cm Abstand voneinander.

Achten Sie darauf, ob der Patient ohne Unterstützung ruhig stehenbleiben kann, ohne zu schwanken oder das Gleichgewicht zu verlieren.
Eine schlechte Leistung deutet auf eine gestörte Propriozeption hin.

4. Das Gleichgewicht trotz eines kleinen Stoßes vor das Brustbein bewahren.

Die normale Reaktion ist, die Arme weg vom Körper nach vorne zu strecken und ein oder zwei Schritte rückwärts zu machen, um das Gleichgewicht wiederzuerlangen.
Eine schlechte Leistung bedeutet eine Haltungsinstabilität.

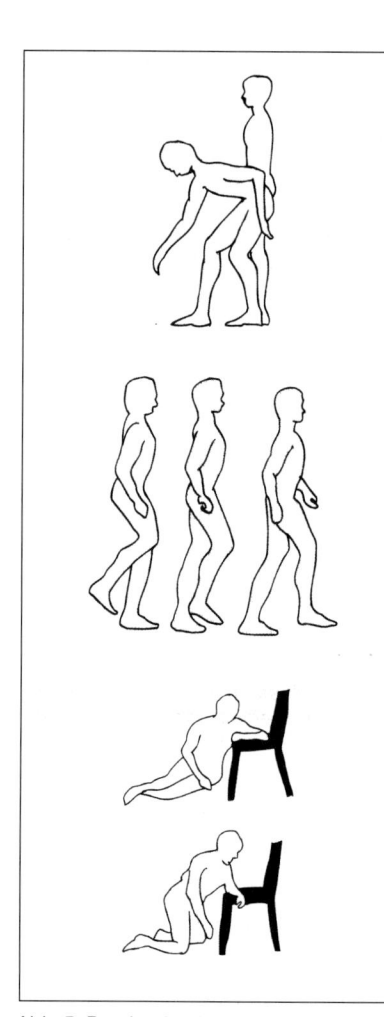

Die fünf geriatrischen „I's"

5. Sich bücken und die Hand ausstrecken, wie um etwas aufzuheben.

Achten Sie auf die Fähigkeit, das Gleichgewicht zu bewahren.
Eine schlechte Leistung zeigt ein gestörtes Gleichgewicht an und weist darauf hin, daß das Greifen nach schwer zu erreichenden Objekten das Sturzrisiko erhöht.

6. Etwa 5 m auf einer geraden Linie gehen, umkehren und zurückgehen.

Achten Sie darauf, wie der Patient geht, ob er deutliche Abweichungen zur Seite zeigt, mit den Füßen den Boden streift und ob er sich ohne Zögern umwenden kann.
Eine schlechte Leistung bedeutet eine Gang- oder Gleichgewichtsstörung.

7. Vom Boden aufstehen.

Beobachten Sie die Fähigkeit, sich entweder ohne Hilfe oder mit Hilfe eines Stuhls aufzurichten.
Eine schlechte Leistung zeigt eine Dysfunktion der unteren Extremitäten und bedeutet ein hohes Risiko, nach Stürzen lange liegenzubleiben.

Abb. 5: Praxisorientiertes Mobilitätsscreening nach Tideiksaar.

Der Mobilitätstest nach Tinetti besteht aus zwei Teilen, einem Balance-Test und einer Gehprobe; er dient einer qualitativen und quantitativen Analyse von Gangstörungen sowie der Verlaufsdokumentation nach eingeleiteten Maßnahmen. Er gehört zur Routineerhebung im Rahmen des geriatrischen Assessments (siehe Seite 170).

Sturzprophylaxe erfordert komplexe Interventionen

In einer Metaanalyse der zu diesem Thema vorliegenden Studien definiert Gillespie [71] eine erfolgreiche Sturzprophylaxe folgendermaßen: Die Anzahl älterer Menschen mit Stürzen läßt sich verringern durch komplexe Interventionen, die auf individuellen Gesundheitsbewertungen basieren und auf vielfältige Risikofaktoren gerichtet sind sowie durch Verhaltensinterventionen, die eine Modifizierung von Umfeld-Risikofaktoren plus eine Ko-Intervention einschließen.

Mit einem solchen interdisziplinären Ansatz kann die durch Stürze bedingte Frakturrate um bis zu 50 Prozent reduziert werden [26].

Harninkontinenz

Harninkontinenz ist ein klinisches Leitsymptom

Die Harninkontinenz ist kein eigenständiges Krankheitsbild, sondern ein klinisches Leitsymptom funktioneller oder organischer Störungen von Blase, Harnröhre, Schließmuskelapparat bzw. einer fehlerhaften Koordination durch übergeordnete Strukturen.

Mit fortschreitendem Alter nimmt der Anteil inkontinenter Personen zu; von den über 65jährigen, die zu Hause leben, sind etwa 15 bis 20 Prozent betroffen (Literatur bei [64]). Von den 60jährigen leiden etwa 10 Prozent, von den 80jährigen etwa 40 Prozent an Inkontinenz.

In geriatrischen Institutionen und Pflegeheimen steigt der Anteil bis über 70 Prozent.

Fast jeder zweite ältere Patient betroffen

Ältere, die in der Praxis wegen anderer Erkrankungen behandelt werden, weisen in hohem Maße eine Inkontinenz als „Begleitkrankheit" auf. Eine statistisch relevante Stichprobe – in 347 Arztpraxen im gesamten Bundesgebiet wurden insgesamt mehr als 6.600 ältere Patienten erfaßt – macht die Problematik deutlich: In der Allgemeinpraxis ist fast jeder zweite ältere Patient von Inkontinenz betroffen; der Arzt hat aber mit der Hälfte dieser Patienten noch kein Gespräch über ihr Leiden geführt [201]. Besonders deprimierend ist, daß vor allem die 50- bis 70jährigen in der Sprechstunde nur selten dieses Thema anschneiden. Dabei stehen gerade für diese Altersgruppe in der Regel noch alle therapeutischen Optionen offen.

Inkontinenz ist nach der Immobilität die zweithäufigste Ursache für ständige Pflegebedürftigkeit; direkt oder indirekt verursacht sie etwa 25 Prozent der Altenheimaufnahmen [203]. Im Pflegeheim beansprucht das Symptom Inkontinenz etwa 25 Prozent der täglichen Dienstzeit des Pflegepersonals.

Inkontinenz zieht soziale Isolation nach sich und fördert so Immobilität und intellektuellen Abbau; bei vielen multimorbiden älteren Patienten kommt es innerhalb kurzer Zeit zu einer Verschlechterung des Gesamtzustands. Darüber hinaus führt ständiges Einnässen in Verbindung mit unzureichender Hilfsmittelversorgung rasch zu aufsteigenden Harnwegsinfekten sowie Hautveränderungen, wie Ekzemen und Ulzera im Urogenitalbereich, die generalisierte Infektionen auslösen können.

Inkontinenz zieht soziale Isolation nach sich

Viele ältere Patienten mit Harninkontinenz trinken aus Angst vor erneutem Einnässen weniger. Dadurch wird der Urin stärker konzentriert, Harndrang und Infektneigung nehmen zu, Exsikkose ist möglich. Speziell

Name	Ursache
Belastungs-(Streß-)inkontinenz	Spinkterschwäche
Drang-(Urge-)inkontinenz	
Ungehemmte neuropathische Blase	Zerebrale Läsion
Motorische Drang-(Urge-)inkontinenz	Detrusorhyperaktivität
Harninkontinenz bei Detrusorinstabilität	Detrusordegeneration
Sensorische Drang-(Urge-)inkontinenz	Blasenhalsinstabilität (Blasenüberempfindlichkeit)
Überlaufinkontinenz	
Obstruktive Überlaufinkontinenz	Blasenauslaßobstruktion
Funktionelle Überlaufinkontinenz	Detrusorinsuffizienz
Detrusorareflexie (infranukleäre Inkontinenz)	Spinalläsion
Reflexinkontinenz (supranukleäre Reflexinkontinenz)	Spinalläsion
extraurethrale Inkontinenz	Urinfistel

Die fünf geriatrischen „I's"

Formen der Harninkontinenz

bei der Überlaufinkontinenz sind gravierende Folgen zu befürchten, etwa Harnstauung mit rezidivierenden Harnwegsinfekten bis hin zur Hydronephrose, Urosepsis und chronischen Niereninsuffizienz.

Entsprechend der Definition der International Continence Society unterscheidet man nach den auslösenden Ursachen fünf Formen der Harninkontinenz:
- Streßinkontinenz
- Dranginkontinenz (Urge-Inkontinenz)
- Reflexinkontinenz
- Überlaufinkontinenz
- Extraurethrale Inkontinenz

Diagnostik

Stufenweise abklären

Wie andere Krankheitsbilder sollte man die Inkontinenz beim Älteren stufenweise abklären, um ihm möglichst aufwendige und belastende Untersuchungen zu ersparen.

Tab. 22: Basisdiagnostik.

1. Gezielte Anamnese inklusive Miktionsprotokoll
- krankheits- und symptomorientierte Miktionsanamnese
  Verletzungen, Operationen, Geburten,
  Medikamente,
  Stuhlgewohnheiten (chronische Obstipation?)

2. Gezielte klinische Untersuchung
- allgemeine Mobilität
- geistiger Zustand
- äußeres Genitale (senile Atrophie? Prolaps?)
- rektal-digitale Untersuchung (Prostata? Sphinktertonus? Tumor? Koprostase?)
- Sensibilitätsprüfung der Dermatome S1-S5
- Streßtest im Liegen und Stehen (unfreiwilliger Harnabgang bei Husten und Pressen?)

3. Harnanalyse
- Infekt
- Diabetes mellitus
- Mikrohämaturie?

4. Restharnmessung
- Überlaufinkontinenz?
- Verlaufskontrolle eventuell unter medikamentöser Therapie

Die in Tab. 22 aufgeführte Basisdiagnostik kann unproblematisch in der Allgemeinpraxis durchgeführt werden. Zu Beginn muß die Harninkontinenz objektiviert und zumindest grob quantifiziert werden

Ursachen
Vergleichbar mit den anderen geriatrischen „I's" handelt es sich auch bei der Inkontinenz meistens um ein Bündel von Ursachen, die das Symptom hervorrufen (physiologische Veränderungen, Multimorbidität mit Multimedikation, funktionelle Defizite und Umgebungseinflüsse).

Meist mehrere Ursachen

Mit zunehmendem Alter nimmt die Blasenkapazität ab, es kommt häufiger zur Restharnbildung, und ungewollte Detrusorkontraktionen sind bei fast allen Älteren nachzuweisen. Während der Nacht wird vermehrt Urin ausgeschieden, ohne daß eine Erkrankung vorliegen muß. Eine Nykturie von ein- bis zweimal gilt deshalb für ältere Menschen als normal. Aufgrund einer verminderten Sensibilität von Harnröhre und Blase wird Harndrang oft erst relativ spät verspürt und läßt sich dann infolge herabgesetzter Sphinkterkontraktilität nur schwer unterdrücken. Bestimmte Reize (kalte Füße, laufender Wasserhahn) lösen bei Älteren häufiger einen reflexbedingten Harndrang aus.

Physiologische Veränderungen

Beeinträchtigt zudem eine Hirnleistungsstörung die kortikale und damit die willkürliche Steuerung, treten diese physiologischen Altersveränderungen in verstärktem Maße auf [125]. Beim Mann vergrößert sich häufig die Prostata; 15 Prozent der älteren Männer haben deutliche Miktonsbeschwerden. Bei Frauen vermindert sich der Harnröhrenverschlußdruck, und der funktionelle Anteil der Harnröhre wird kürzer.

Die Wahrscheinlichkeit einer Harninkontinenz steigt bei multimorbiden älteren Patienten drastisch an: Sie beträgt bei Vorliegen von mehr als sechs Diagnosen 90 Prozent, wobei hier insbesondere Hirnleistungsstörungen eine entscheidende Rolle spielen. Schwer demente Patienten sind zu etwa 97 Prozent inkontinent [5, 201].

Hirnleistungsstörungen spielen eine entscheidende Rolle

Weiterhin ist daran zu denken, daß gerade bei Älteren aufgrund der Multimorbidität meist auch eine Multime-

Die fünf geriatrischen „I's"

Tab. 23: Häufig verordnete Medikamente mit Einfluß auf die Kontinenz.

Diuretika	Polyurie, Pollakisurie, Drang
Anticholinergika	Harnverhaltung, Überlaufinkontinenz, Verwirrtheit, Verstopfung
Psychopharmaka	Muskelrelaxation des Beckenbodens
Neuroleptika	Immobilität, Sedierung, anticholinerge Wirkung, Verminderung der Detrusorkontraktilität
Antidepressiva	anticholinerge Wirkung, Sedierung
Anti-Parkinsonmittel	anticholinerge Wirkung, Sedierung
Sedativa/Schlafmittel	Sedierung, Verwirrtheit, Immobilität
Narkotika, Schmerzmittel, z. B. Opiate	Harnverhaltung, Stuhlverstopfung, Sedierung, Verwirrtheit
Betablocker	Erhöhung der Detrusorkontraktilität
Alphaadrenergika und Kalziumantagonisten	Harnverhaltung
Cholinergika	Erhöhung der Detrusorkontraktilität
Prostaglandinsynthese-Inhibitoren	Blasenmuskelrelaxation
Antihistaminika/ Antiemetika	anticholinerge Wirkung, Verminderung der Detrusorkontraktilität
ACE-Hemmer	Begünstigung einer Streßinkontinenz
Antiepileptika	mögliche Absenkung des Auslaßwiderstandes
Digitalis	fragliche Steigerung der Blasenkontraktilität
Skelettmuskelrelxantien	Absenkung des Auslaßwiderstandes
Ophthalmologika	anticholinerge Wirkung, Verminderung der Detrusorkontraktilität

dikation betrieben wird, woraus sich vielfältige Einflußmöglichkeiten auf den Miktionsablauf und Interferenzen der Medikamente untereinander ergeben [64].

Bei älteren Patienten ist die Dranginkontinenz am häufigsten

Die häufigste Inkontinenzform im Alter ist bei beiden Geschlechtern die Dranginkontinenz und hier insbesondere die ungehemmte neuropathische Blase, gefolgt von der Streßinkontinenz bei der Frau und der Überlaufblase im Rahmen einer Prostatahyperplasie beim Mann bzw. Mischformen. Die ungehemmte neuropathische Blase ist ein typisch geriatrisches Krankheitsbild: Die afferenten Reizimpulse aus der Blase treffen in adäquater Stärke im ZNS ein, wo sie nicht ausreichend unterdrückt werden. Aufgrund dieses Defizits an Hemmfunktionen führen bereits schwache Harndrangimpulse über nicht verhinderbare Detrusorkontraktionen zur Auslösung des Miktionsreflexes.

Eine weitere Sonderform der Harninkontinenz beim Älteren stellt die funktionelle Harninkontinenz (motorische Dranginkontinenz) dar. Hierbei läßt sich kein pathologischer Befund erheben; es liegen lediglich die beschriebenen altersphysiologischen Veränderungen vor. Insbesondere die Detrusorhyperaktivität führt unter bestimmten Bedingungen (z. B. Immobilität aufgrund einer akuten Erkrankung, langer Weg zur Toilette) zur Inkontinenz, wenn die Zeit vom Auftreten erster als Harndrang empfundener Detrusorkontraktionen bis zum Erreichen der Toilette zu kurz ist.

Die wichtigsten Therapiemöglichkeiten
Dranginkontinenz:
- Kausale Therapie (Operation, Infektsanierung)
- Toiletten-(Kontinenz-)training
- Beckenbodengymnastik
- Medikamente
- Regelung der Lebensweise
- Umfeldveränderungen (Wegverkürzung)

Streßinkontinenz:
- Regelung der Lebensweise und Eliminierung belastender Faktoren
- Physiotherapie (Beckenbodengymnastik, Elektrostimulation usw.)
- Pessareinlage
- operative Korrektur
- Medikamente

Überlaufinkontinenz:
- Kausale Therapie (z. B. Entfernung des Abflußhindernisses, Stuhlregulierung)
- ggf. instrumentelle Harnableitung oder intermittierender (Selbst-) Katheterismus
- Medikamente

Medikamentöse Therapie
Anticholinergika. Die Erregungsüberleitung in den für die Kontraktion des M. detrusor vesicae maßgeblichen parasympathischen Nervenfasern ist an die Freisetzung von Acetylcholin aus den präsynaptischen Nervenendungen und dessen Bindung an postsynaptische Rezeptoren gebunden. Durch Gabe von Parasympatholytika können diese Rezeptoren konzentrationsabhängig kompetitiv gehemmt werden, so daß eine Kontraktion des Detrusors abgeschwächt bzw. verhindert wird. Dadurch läßt der imperative Harndrang nach, es kommt zu einer Zunahme der maximalen Blasenkapazität, einer Reduktion der gesteigerten Miktionsfrequenz und zum Anstieg des mittleren Miktionsvolumens. Die Erfolgsraten betragen bis ca. 80 Prozent (Literatur bei [64]).

Nachteile können sich aus einer möglicherweise unvollständigen Blasenentleerung mit Restharnbildung ergeben, so daß regelmäßige Restharnkontrollen unbedingt erforderlich sind.

Die anticholinergen Nebenwirkungen, wie Mundtrockenheit, Akkomodationsstörungen, Obstipation und Übelkeit, sind bei den Substanzen Trospiumchlorid und Tolterodin am schwächsten ausgeprägt. Dabei hat Trospiumchlorid gegenüber Tolterodin noch den Vorteil, daß es aufgrund seiner hydrophilen Eigenschaften die Blut-Liquor-Schranke kaum passiert und somit zentrale Nebenwirkungen nicht zu erwarten sind. Gerade Patienten, die altersbedingt unter einer Beeinträchtigung ihrer kognitiven bzw. mentalen Fähigkeiten leiden, sind für zentralnervöse Nebenwirkungen, wie z. B. Verwirrtheit, Schwindel oder Unruhe, besonders anfällig. Dies sollte bei der Wahl der erforderlichen anticholinergen Medikation berücksichtigt werden. Aus diesem Grund ist Trospiumchlorid heute als Mittel der ersten Wahl anzusehen [203]. Indikationsbereiche sind neben der ungehemmten neuropathischen Blase die motorische Dranginkontinenz und die Harninkontinenz bei Detrusorinstabilität.

Trizyklische Antidepressiva. Imipramin besitzt neben der depressionslösenden Wirkung auch anticholinerge sympathomimetische Wirkungen, d. h. es führt zur Relaxation des M. detrusor vesicae bei gleichzeitiger Erhöhung des urethralen Widerstandes. Haupteinsatzgebiet ist die motorische Dranginkontinenz; daneben kann Imipramin auch bei kombinierter Streß- und Dranginkontinenz indiziert sein. Wegen der bereits in therapeutischer Dosierung auftretenden zentralnervösen und kardialen Nebenwirkungen sollte die Therapie nur unter strenger Indikationsstellung erfolgen.

Alpha-Sympathomimetika. Zur Stimulation des glattmuskulären Sphinkters wird bei Streßinkontinenz Midodrinhydrochlorid eingesetzt. Limitierend in der Anwendung sind die beschränkte Wirkdauer und die in höherer Dosierung auftretenden Nebenwirkungen wie Blutdrucksteigerung und Tachykardie. Zufriedenstellendere Ergebnisse werden bei prophylaktischer Gabe in bestimmten Streßsituationen angegeben oder bei Kombination mit Östrogenen und mit nicht-medikamentösen Methoden, wie Beckenbodengymnastik und elektrischer Stimulation. Bestehen kardiovaskuläre Risiken, bedarf der Einsatz von alphaadrenergen Agonisten einer strengen Indikationsstellung.

Alpha-Rezeptorenblocker. Bei einer Überlaufinkontinenz infolge Prostatahyperplasie wird meist eine Operation notwendig sein. In ausgewählten Fällen neurogener Störungen (z.B. Diabetes mellitus), einer funktionellen subvesikalen Obstruktion oder zur konservativen Therapie der benignen Prostatahyperplasie (BPH) können Alpha-Rezeptorenblocker aber individuell zur Relaxierung des glatt-muskulären Sphinkter internus urethrae bzw. der myomatösen Komponente der BPH zum Einsatz kommen.

Aufgrund der kardiovaskulären Nebenwirkungen der meisten Alpha-Rezeptorenblocker war früher der Einsatz bei Älteren nur sehr selten möglich. Mit der Entwicklung selektiver Alpha-1-Blocker wie Tamsulosin gelang es, unerwünschte Effekte auf das Herz/Kreislaufsystem erheblich zu reduzieren, so daß auch ältere Patienten mit kardialer Anamnese behandelt werden können. Von der Therapie profitieren insbesondere Patienten mit irritativen Störungen der Harnblasenentleerung.

Östrogene. Sie wirken proliferativ auf das urotheliale Bindegewebe, die lokoregionäre glatte Muskulatur und die Mukosa mit dem Gefäßpolster und erhöhen somit den Blasenauslaßwiderstand. Indikationsgebiete sind die durch eine atrophische Urethritis bedingte Inkontinenz und vor allem die Dranginkontinenz in der Postmenopause. Zur Anwendung bei der Streßinkontinenz gibt es unterschiedliche Meinungen. Bei lokaler Applikation z.b. von Östriol-Ovula bzw. Vaginalcreme sind systemische Nebenwirkungen nicht zu erwarten.

Weitere Maßnahmen

Konsequent als Langzeitprophylaxe durchführen

Beckenboden-Training. Bei einer verminderten Kontraktionsleistung des Beckenbodens, die zu einer Verschlußschwäche führt, stellt das Beckenbodentraining die vorrangige physiotherapeutische Maßnahme dar. Auch die Dranginkontinenz läßt sich in Kombination mit Toilettentraining erfolgreich behandeln. Das Beckenbodentraining muß immer als Langzeit-Therapie konsequent durchgeführt werden.

Operation. Domäne sind bei der Frau die schwereren Formen der Streßinkontinenz und beim Mann die Überlaufblase bei Prostatahyperplasie. Hier stehen gynäkologische bzw. urologische Verfahren unterschiedlicher Invasivität zur Auswahl. Im höheren Alter stellen die Einlage eines Pessars bzw. eines Prostata-Stents zum Offenhalten der Harnröhre therapeutische Alternativen dar.

Rekonditionierung der Miktionsgewohnheiten

Toiletten-(Kontinenz-)training. Bei der Dranginkontinenz geht es darum, den Miktionsablauf bewußtzumachen und so eine Rekonditionierung der krankhaft veränderten Miktionsgewohnheiten zu erreichen. Der Patient führt ein Miktionsprotokoll, in das er Trinkmenge, unfreiwilligen Urinabgang und Toilettenbesuche einträgt. Später soll er bei auftretendem Harndrang die Miktion bewußt unterdrücken, wobei der Zeitraum nach und nach ausgedehnt wird.

Dieses Kontinenztraining kann durch Physiotherapie und Medikamente unterstützt werden. Äußere Bedingungen wie der Weg zur Toilette oder umständlich zu öffnende Kleidung müssen optimiert werden.

Bei der motorischen Dranginkontinenz des geistig klaren älteren Patienten wird unter medikamentöser Unterstützung ein Toilettentraining nach einem individuellen Zeitplan durchgeführt. Der Patient geht zum Beispiel alle drei Stunden zur Toilette, wenn vorher eine „Kontinenzzeit" von vier Stunden eruiert wurde. Nachts sind die Intervalle entsprechend zu verlängern. Alle Toilettengänge werden im Miktionsprotokoll vermerkt. Ist dieses Vorgehen erfolgreich, werden allmählich die Zeitabstände stufenweise verlängert, um die Blase an größere Füllmengen zu gewöhnen.

Individuelles Miktionsschema; Toilettengang nach einem festen Zeitplan

Auch hirnleistungsgestörte ältere Patienten profitieren von einem Toilettentraining. Da sie es nicht selbständig durchführen können, müssen sie jeweils vor Ablauf der zuvor festgestellten Kontinenzzeit zur Toilette geführt werden. Meist gelingt es, zumindest tagsüber die Kontinenz wiederzuerlangen.

Hilfsmittel. Für Patienten mit Harninkontinenz steht eine ganze Palette von Hilfsmitteln zur Verfügung. Dazu gehören das Pessar, der Urethral-Plug, das Harnröhren-Verschlußband, der Harnröhren-Stent oder sogar die operative Anlage eines künstlichen Schließmuskels. Die weiteste Verbreitung haben die aufsaugenden Hilfsmittel (Vorlagen, Windelhosen) erreicht. Aber auch die instrumentelle (transurethrale oder suprapubische) Harnblasendrainage hat neben ableitenden Hilfsmitteln (Kondomurinale) ihre Bedeutung in der konservativen Inkontinenzversorgung.

Entscheidend bei der Hilfsmittelauswahl ist neben der Diagnose die Praktikabilität und insbesondere die Akzeptanz durch den Patienten. Der Einsatz eines Hilfsmittels muß nicht immer als Dauerzustand angesehen werden, sondern kann bei der Therapie (z. B. nach chirurgischen Eingriffen, beim Toilettentraining) eine wichtige unterstützende Funktion haben. Wenn sich die Inkontinenz nicht beheben läßt, tragen Hilfsmittel dazu bei, mögliche Folgeschäden (z. B. Begünstigung des geistigen und körperlichen Abbaus durch Verlust der Mobilität, Hautmazeration) zu vermeiden und die psychosoziale Situation des Betroffenen zu verbessern.

Hilfsmittel tragen zur Verhütung von Dauerschäden bei

Iatrogene Störungen

Unter iatrogenen Störungen im weitesten Sinne sind sämtliche die Gesundheit beeinträchtigenden Einwirkungen und Folgen medizinischer Maßnahmen (Diagnostik, Therapie und Pflege) zu verstehen. Sinngemäß fallen unter diesen Begriff auch nachteilige Konsequenzen nicht durchgeführter diagnostischer, präventiver und therapeutischer Maßnahmen [99].

Komplikationen bei über 65jährigen doppelt so häufig

Bei über 65jährigen treten Komplikationen im Zusammenhang mit medizinischen Maßnahmen insgesamt mehr als doppelt so häufig auf als bei jüngeren Patienten. Im Krankenhaus erhöht die bestehende Multimorbidität das Risiko für ernste Ereignisse sogar um das siebenfache. Zwischen 3 und über 10 Prozent aller Patienten werden wegen iatrogener Störungen stationär aufgenommen [99].

Natürlich lassen sich nicht alle Komplikationen vorhersehen oder vermeiden, aber etwa ein Drittel der Fälle ist auf mangelnde Sorgfalt, Nichtwissen und – noch schlimmer – auf Ignoranz zurückzuführen.

Die häufigsten Ursachen iatrogener Störungen sind in der ärztlichen Praxis:
▶ arzneimittelbedingte unerwünschte Ereignisse
▶ Unfälle, vor allem Stürze
▶ Komplikationen im Zusammenhang mit diagnostischen und (nicht-) invasiven therapeutischen Eingriffen
▶ Schäden durch Immobilisierung
▶ Schäden durch unsachgemäße Pflegemaßnahmen.

Durch rationale Arzneimitteltherapie lassen sich iatrogene Störungen vermeiden

Sehr viele Komplikationen stehen in Zusammenhang mit einer medikamentösen Therapie; Polypragmasie erhöht unter anderem auch das Risiko für Verwirrtheitszustände und Stürze. Iatrogene Störungen lassen sich vermeiden, wenn die Prinzipien einer rationalen Arzneimitteltherapie sowie altersbedingte Besonderheiten berücksichtigt werden. So führt die regelmäßige Überprüfung der Medikamentenverordnungen fast immer dazu, überflüssige und potentiell gefährliche Anwendungen von Arzneimitteln einzuschränken. Nachfolgend sei noch kurz auf die (unsachgemäße) Pflege eingegangen, weil sie von vielen Kolleginnen und Kollegen ignoriert und als „nicht ärztlich" angesehen wird. Dabei sind die Folgen unsachgemäßer Pflege oft langwierig oder gar nicht mehr auszugleichen, zum Beispiel Verletzungen und Infektionen mit späterer Harninkontinenz nach unnötiger Harnblasenkatheterisierung, Dekubitus oder Kontrakturen durch fehlerhafte Lagerungstechniken, Aspirationspneumonie usw. Es wird oft vergessen, daß Maßnahmen zur Prävention, Therapie und Rehabilitation immer in ärztlicher Verantwortung liegen, auch wenn Ausführungsverantwortung an das Pflegepersonal abgegeben werden kann.

Auch Pflegemaßnahmen liegen in ärztlicher Verantwortung

Gründe für das Vorkommen vermeidbarer iatrogener Komplikationen im Pflegebereich liegen meist in der ungenügenden Informationserhebung und Kommunikation, in der Dokumentation und Informationsweitergabe, im Nichtbeachten von Risikofaktoren und einer unzureichenden Prävention sowie in zu wenig detaillierten Therapieanweisungen. Beispielhaft sei hier auf den Dekubitus eingegangen, dessen Prävention und Therapie gerne dem Pflegepersonal überlassen wird, auch wenn es sich um eine direkte ärztliche Aufgabe handelt.

Dekubitus

Die Prävention und Behandlung von Dekubitalgeschwüren stellt in der Betreuung älterer Kranker eines der frustrierendsten Probleme dar, zumal es enorme Ressourcen bindet. Alle völlig oder teilweise immobilen Patienten sind in hohem Maße dekubitusgefährdet.

Immobile Patienten sind in hohem Maße gefährdet

Als Dekubitus (Dekubitalulkus oder -geschwür, Druckgeschwür, Druck- und Wundliegen, Wundliegegeschwür, Durchliegegeschwür und Durchliegen) wird jede Läsion des Gewebes und/oder der Hautoberfläche bezeichnet, die durch länger anhaltenden Druck, eventuell unterstützt durch Scherkräfte und Reibung, entsteht [85]. Primäre Faktoren bei der Entwicklung von Dekubitalulzera sind ein prolongierter externer Druck, der über dem Kapillardruck liegt und die Druckverweilzeit.

Daneben gibt es zahlreiche sekundäre Faktoren, die an der Entstehung von Druckgeschwüren mitwirken und in

Die fünf geriatrischen „I's"

Tab. 24: Sekundäre Dekubitus-Risikofaktoren.

- Sensibilitätsverlust
  (fehlendes Empfinden von Druck und Schmerz)
- motorische Paralyse (fehlende Reaktion auf Druck)
- Mangelernährung
  (höhere Anfälligkeit der Haut für ischämische Ulzeration)
- negative Stickstoff- und Kalziumbilanz
  (metabolische Mangelzustände infolge eines Traumas
  oder prolongierter Immobilisierung)
- Spastik und Gelenkkontrakturen
  (Ausübung von Druck auf Knochenvorsprünge)
- Anämie (zelluläre Hypoxie)
- Ödem (größere Entfernung zwischen Kapillaren und Haut)
- Fieber (Verminderung der spontanen Beweglichkeit)
- Medikamente (Bewegungsminderung, z. B. bei Neuroleptika
  oder Tranquilizern)
- Übergewicht
- psychischer Zustand
  (Bewegungsminderung, z. B. bei Depression oder Demenz)
- Infektion (Hautwunden)
- Durchblutungs- und Stoffwechselstörungen
  (insbesondere Diabetes mellitus)
- hohes Lebensalter (Hautveränderungen,
  Abnahme der Spontanbeweglichkeit, insbesondere nachts)

Sekundäre Faktoren beachten

der Prävention beachtet werden müssen (Tab. 24). Von entscheidender Bedeutung für eine erfolgreiche Prophylaxe ist das rechtzeitige Erkennen der Risikopatienten und ein konsequenter Beginn vorbeugender Maßnahmen.

Vorbeugen ist besser als heilen

Das Sprichwort „Vorbeugen ist besser als Heilen" gilt beim Dekubitus ganz besonders. Oft wird vergessen, daß bei der Prophylaxe die Unterrichtung des Pflegepersonals, des Patienten und im häuslichen Bereich auch der Angehörigen an erster Stelle steht. Dieser Personenkreis muß über die Ursachen und die gravierenden Folgen eines Dekubitus aufgeklärt sowie über die geeigneten Verfahren der Druckentlastung und Hautreinigung bzw. Hautpflege informiert und zur Prophylaxe motiviert werden.

Dokumentation

Voraussetzung sowohl für eine adäquate lokale Behandlung als auch für die Dokumentation des weiteren Hei-

Tab. 25: Dekubitusprophylaxe.

- ▶ Erkennen von Risikopatienten (z. B. Norton-Skala)
- ▶ Druckentlastung gefährdeter Hautstellen durch Lagerung (30-Grad-Schräglagerung, 135-Grad-Lagerung, schiefe Ebene) und Einsatz entsprechender Lagerungshilfen
- ▶ Mobilisation (Aktivierung)
- ▶ Hautpflege
- ▶ Behandlung sekundärer Risikofaktoren (siehe Tab. 24)
- ▶ Motivation und Kooperation aller an der Prophylaxe Beteiligten

lungsverlaufs ist die ausreichende Beurteilung und Diagnostik des Dekubitalulkus. Dabei werden Lokalisation, Stadium, Größe und Tiefe, Beschaffenheit und Umgebung der Wunde erfaßt (Tab. 26). Bei Wundveränderungen bzw. Auffälligkeiten im Krankheitsverlauf ist die Dokumentation jeweils neu durchzuführen, ansonsten erfolgt sie mindestens einmal pro Woche [65].

Mindestens einmal pro Woche dokumentieren

Die Lokalisation des Dekubitus wird entweder beschrieben oder, wie in manchen stationären Einrichtungen üblich, in ein Körperschema eingezeichnet [85].

Tab. 26: Dokumentation.

1. Dokumentation des Dekubitusortes
2. Dokumentation der Größe, Tiefe und Form (Foto einschließlich Zentimeterstab)
3. Einteilung (Analog Shea-Scale)

Stadium I:	Hautrötung ohne Defekt, die bei Druckentlastung wieder verschwindet.
Stadium II:	Hautdefekt mit Abschürfung oder Blasenbildung (Teilverlust der Haut, Epidermis bis hin zu Anteilen von Dermis/Corium geschädigt).
Stadium III:	Schädigung aller Hautschichten und Schädigung oder Nekrose des subkutanen Gewebes, die bis auf die darunterliegende Faszie reichen kann.
Stadium IV:	Verlust aller Hautschichten mit ausgedehnter Zerstörung, Gewebsnekrose oder Schädigung von Muskeln, Knochen oder unterstützenden Strukturen (Sehnen, Gelenkkapsel).
A:	Sauberer Wundgrund
B:	Belegt, unsauberer Wundgrund, Wundränder unterminiert
C:	B + Sepsis, Fieber

Dekubitusbehandlung

Richtlinien zur Therapie des Dekubitus

Zur Dekubitusbehandlung gibt es unzählige Theorien und Empfehlungen, die in ihrer Widersprüchlichkeit oft mehr verwirren als helfen. Daher gilt es, die enorme Polypragmasie zu eliminieren.

Aus diesem Grund haben die Geriatrischen Kliniken in Nordrhein-Westfalen Richtlinien zur Therapie des Dekubitus erarbeitet [65]. Sie wurden zu diesem Schritt durch die Feststellungen von Zederfeldt [205] und die daraus abgeleiteten Therapieprinzipien von Seiler [177] ermutigt.

Störfaktoren erkennen und ausschalten

Danach sind die hauptsächlichen Störfaktoren der Wundheilung die Gewebehypoxie, das Vorliegen von Nekrosen und einer Infektion sowie ein ungeeigneter Wundverband.

Ziel einer adäquaten Dekubitustherapie muß es also sein, diese Störfaktoren zu erkennen und ihre hemmenden Einflüsse zu beseitigen (Tab. 27).

Im Vordergrund steht das chirurgische Débridement

Neben der vollständigen Entlastung durch Lagerung steht im Vordergrund jeder Behandlung die gründliche chirurgische Entfernung abgestorbenen Gewebes (chirurgisches Débridement).

Wenn nur dünne nekrotische Beläge vorhanden sind, wird häufig ein enzymatisches und/oder physikalisches Débridement sowie unter Umständen eine autolytische Wundreinigung vorgenommen.

Lokale Antiseptika zur Desinfektion der Wunde sowie lokale Antibiotika sollten auf keinen Fall mehr routinemäßig eingesetzt werden [177].

Wird zur Therapie einer manifesten Infektion trotzdem auf ein Antiseptikum zurückgegriffen, so sollte der Wirkstoff möglichst wenig gewebeschädigend sein (z. B. PVP-Jod).

Tab. 27: Allgemeine Grundprinzipien der Dekubitustherapie.

1. Vollständige Druckentlastung
2. Débridement
3. Infektionsmanagement
4. Dem Wundstadium angepaßter Wundverband
5. Verminderung der Risikofaktoren
6. Chirurgische Intervention

Beeinflussung der Risikofaktoren
Die Behandlung eines bestehenden Dekubitalulkus wird nur dann Erfolg zeigen, wenn nicht die Wunde, sondern der ganze betroffene Mensch im Mittelpunkt der ärztlichen, pflegerischen und therapeutischen Bemühungen steht [85]. In diesem Zusammenhang müssen Grund- und Begleiterkrankungen, der Ernährungszustand, bestehende Schmerzen, die psychosoziale Situation des Betroffenen sowie alle Faktoren, die für die Entstehung eines Dekubitus verantwortlich sind, festgestellt und – wenn nötig – beeinflußt werden.

Nicht nur die Wunde, sondern den ganzen Menschen behandeln

Häufige Krankheitsbilder bei älteren Patienten

Schwindel

Schwindel ist in der hausärztlichen Praxis ein sehr häufiges Symptom. In einer aktuellen Untersuchung gaben mehr als 60 Prozent der über 60jährigen an, während der vergangenen zwei Jahre ein- oder mehrmals unter Schwindelattacken gelitten zu haben [102]. 30 Prozent der zu Hause lebenden über 65jährigen sind aktuell von Schwindel betroffen [29].

30% der über 65jährigen leiden unter Schwindel

Für viele Hausärzte bedeutet Schwindel ein ungeliebtes diagnostisches Problem, obwohl es viele Patienten betrifft: In Praxisstudien [21, 59, 73, 95, 127] steht Schwindel immer unter den ersten 20 Behandlungsanlässen der Allgemeinmedizin. Da Schwindel für den alten Menschen neben einer Minderung der Lebensqualität auch direkte körperliche Konsequenzen in Form von Stürzen hat (siehe dazu Seite 71), verdient dieses Symptom besondere Beachtung.

Die Erfahrungen der praktizierenden Ärzte spiegeln sich in der Literatur wider; auch hier entsteht der Eindruck der „diagnostischen Vergeblichkeit": Selbst bei gezieltem Suchen sind nur 20 bis 70 Prozent der Patienten mit Schwindel diagnostisch sicher einzuordnen [127, 101]. Dabei wurde in einer Zwei-Jahresstudie von Boult und Mitarbeitern [19] festgestellt, daß Ältere mit Schwindel in höherem Maße betreuungsbedürftig und abhängig wurden als Vergleichsgruppen ohne diese Symptome.

Ältere mit Schwindel werden häufiger betreuungsbedürftig und abhängig

Das Problem des Schwindels in der Allgemeinpraxis beginnt schon mit der sprachlichen Unbestimmtheit des Wortes. Es handelt sich um ein unspezifisches und mehrdeutiges Syndrom, das neben dem klassischen zentral- und peripher-vestibulären Schwindel auch verschiedene andere Befindlichkeitsstörungen umfaßt. Es gibt deshalb eine Vielzahl von Definitionen.

Eine mögliche Definition von Schwindel ist der Verlust der Körpersicherheit im Raum, der dadurch entsteht, daß Meldungen aus verschiedenen Sinnesorganen einander widersprechen [66]. Schwindelzustände können insbesondere bei älteren Menschen Angstgefühle auslösen, da die Betroffenen das Gefühl haben, ihr Körper reagiere nicht adäquat und lasse sich nicht beherrschen.

Schwindelzustände können Angstgefühle auslösen

Physiologische Veränderungen
Pathophysiologisch ist das Symptom Schwindel durch eine gestörte Reizverarbeitung in mindestens einem der folgenden Systeme definiert [77]: somatosensorische Wahrnehmung der Umwelt (Propriozeption), visuelle Information und vestibuläre Information.

Diese für die räumliche Orientierung wichtigen Komponenten unterliegen ebenfalls den natürlichen Altersveränderungen.

Das proprioceptive System gibt über die Tiefensensibilität Informationen über die Stellung der Glieder und Muskeln im Raum. Mit zunehmendem Alter kommt es zu einer Reduktion der peripheren sensorischen Rezeptoren sowie der lokomotorischen Sensoren in den Gelenken und damit zu einer weniger präzisen Informationsübermittlung über Körperhaltung und Muskelspannung.

Das Vestibularorgan ist in seinem dreidimensionalen Gangsystem mit sehr sensiblen Haarzell-Rezeptoren ausgestattet, so daß auch geringfügige Positionsänderungen des Kopfes erfaßt werden; durch zentrale Verarbeitung ist es möglich, das Gleichgewicht beizubehalten. Die Anzahl der Haarzell-Rezeptoren sowie die Fasern des N. vestibularis nehmen mit dem Alter ab, was die Sensibilität der Informationserfassung herabsetzen kann.

Darüber hinaus tritt bei einem Großteil der älteren Menschen aufgrund von Veränderungen von Linse, Kammerwasserbildung und Netzhaut eine Visusverschlechterung ein.

Alterungsprozesse dieser drei Organsysteme haben für sich betrachtet keinen Krankheitswert. Sie reduzieren jedoch die Möglichkeit der Informationsaufnahme und -verarbeitung sowie der Kompensation von zusätz-

Alterungsprozesse reduzieren die Möglichkeit der Informationsaufnahme und -verarbeitung lichen Defiziten. Jedes weitere Problem kann dann ein grenzwertig funktionsfähiges System dekompensieren lassen.

Schwindelursachen
Wie bei anderen Krankheitsbildern Älterer liegt auch dem Schwindel häufig eine multifaktorielle Genese (physiologische Veränderungen, Multimorbidität mit Multimedikation, Umweltfaktoren, psychosoziale Einflüsse) zugrunde. Dabei betreffen die Ursachen fächerübergreifend den internistischen, orthopädischen, neurologischen, HNO-ärztlichen, psychiatrischen und angiologischen Bereich. Auch Medikamente spielen als iatrogene Ursachen eine große Rolle. Die nachfolgende Aufgliederung zeigt das breite Spektrum möglicher differentialdiagnostischer Überlegungen:

Breites Spektrum von Differentialdiagnosen

Vestibulärer Schwindel. Illusion einer Bewegung, meist Drehbewegung, seltener Liftgefühl oder Lateralpulsion. Man spricht von Vertigo, Schwindel im engeren Sinne, Drehschwindel.

Vestibulärer Schwindel

Ursache Labyrinth
- ▶ gutartig paroxysmaler Lageänderungsschwindel
- ▶ Morbus Menière
- ▶ Innenohrentzündung
- ▶ posttraumatische Schädigung
- ▶ ototoxische Medikamente
- ▶ endogene Toxine

Ursache Vestibularisnerv oder -kerne
- ▶ zerebrovaskulär
- ▶ Tumor
- ▶ posttraumatisch
- ▶ Herpes zoster oticus

Schwankschwindel

Schwankschwindel. Empfinden von Standunsicherheit, die nach dem Hinsetzen oder -legen verschwindet. Man spricht auch von unspezifischer Gleichgewichtsstörung, Dysequilibrium.

Ursache ZNS-Störung
- ▶ zerebrovaskulär
- ▶ zerebellär
- ▶ partieller epileptischer Anfall
- ▶ Parkinson-Syndrom

Häufige Krankheitsbilder bei älteren Patienten

▶ Hirndruck
Ursache medikamentöse Intoxikation
  ▶ Sedativa
  ▶ Antidepressiva
  ▶ Entzündungshemmer
psychogene Ursache
  ▶ Phobien, Angst
  ▶ Depression
Präsynkopaler Schwindel. Es besteht das Gefühl einer bevorstehenden Ohnmacht mit Schwarzwerden vor den Augen, Schwächegefühl und/oder Gleichgewichtsstörungen beim Gehen oder Stehen. Man spricht von Schwächeanfall, Präsynkope.
Metabolische Störungen
  ▶ Hyper-, Hypoglykämie
  ▶ Hyper-, Hypothyreose
  ▶ respiratorische Alkalose
Ursache Blutdruck-Dysregulation
  ▶ arterielle Hypertonie (unbehandelt)
  ▶ antihypertensive Medikation
  ▶ arterielle Hypotonie
  ▶ orthostatische Dysregulation
  ▶ vasovagal
Hämatologische Ursache
  ▶ Anämie
  ▶ Polyglobulie
  ▶ Hyperviskositätssyndrom
Kardiale Ursache
  ▶ Arrhythmie
  ▶ Vitien
  ▶ Herzinsuffizienz

Präsynkopaler Schwindel

Okulärer Schwindel. Es liegt ein Empfinden von „Schwimmen", „Fließen" oder „Verschwommen- oder Doppelsehen" vor. In diesem Zusammenhang spricht man auch von Schwindel bei sensorischen Defiziten, Unsicherheit bei einander widerstrebenden Sinnesempfindungen.
  ▶ Sehstörungen
  ▶ Augenmotilitätsstörungen
  ▶ periphere Polyneuropathie

Okulärer Schwindel

„Altersschwindel" (Presbyvertigo). Es handelt sich dabei um eine Ausschlußdiagnose beim Schwindel. Sie

„Altersschwindel"

103

Häufige Krankheitsbilder bei älteren Patienten

Tab. 28: Unterscheidung des Dreh- und Schwankschwindels in peripher-vestibuläre und zentrale Ursachen anhand von Begleitsymptomen [6, 7].

Symptome	peripher vestibuläre Ursachen	zentrale Schwindelursachen
Übelkeit/Erbrechen	++	+
Balance/Gehfähigkeit	unter der Attacke gehfähig	ausgeprägte Ataxie, meist nicht gehfähig, massiv sturzgefährdet
neurologische Symptome	–	Doppelbilder, Taubheitsgefühl und Schwäche vorhanden
Ohrgeräusch/Hörverlust	+	–
Spontannystagmus	kann durch Fixation unterdrückt werden persistiert über 12 bis 24 Stunden bei einem Wechsel der Blickrichtung ändert der Spontannystagmus die Richtung nicht	läßt sich nicht unterdrücken persistiert über Wochen bis Monate bei einem Wechsel der Blickrichtung ändert der Spontannystagmus die Richtung

steht am Ende einer diagnostischen Abklärung, wenn keine spezifische Zuordnung möglich ist.

Eine Abgrenzung peripher-vestibulärer gegenüber zentralen Ursachen ist auch häufig durch Begleitsymptome möglich (siehe Tab. 28).

Nachfolgend sei kurz auf die häufigsten Schwindelursachen Älterer eingegangen.

Benigner paroxysmaler Lagerungsschwindel. Der benigne Lageschwindel, wie er auch oft genannt wird, ist die wahrscheinlich häufigste peripher-vestibuläre Schwindelform bei älteren Menschen. Sie liegt bei etwa 40 Prozent der Patienten vor, die über das Symptom Schwindel klagen. Frauen sind offenbar etwas häufiger als Männer betroffen.

Drehschwindel bei Hänge- und Seitenlagerung des Kopfes

Eine Hänge- oder Seitenlagerung des Kopfes ruft nach einer Latenz von einigen Sekunden eine heftige Drehschwindelattacke hervor, verbunden mit einem zum tiefer liegenden Ohr schlagenden, rotierenden Nystagmus, der innerhalb von 10 bis 60 Sekunden abklingt.

Beim Aufrichten kann der Nystagmus seine Richtung umkehren, durch wiederholte Lagerungsmanöver erschöpft sich das Schwindelsyndrom vorübergehend. Dieser Effekt läßt sich einerseits therapeutisch nutzen; andererseits erschwert er die Diagnostik, weil sich die Störung dadurch nicht regelmäßig reproduzieren läßt. Außerhalb der Attacke ist der Patient unauffällig. Ist das Erscheinungsbild typisch, bedarf es keiner weiteren Abklärung.

In der Regel lassen sich die Beschwerden zum Verschwinden bringen, wenn der Patient mehrmals täglich ein intensives Lagerungstraining durchführt. Verschlechtert sich die Symptomatik unter dem Training, müssen andere Ursachen, zum Beispiel Veränderungen im HWS-Bereich, ausgeschlossen werden.

· Bei sehr starken Beschwerden kann initial eine kurze medikamentöse Therapie Erleichterung verschaffen. Die Symptomatik kann bis zu sechs Monaten bestehen bleiben. Nach einer Kompensation sind Rückfälle möglich.

Akuter einseitiger Vestibularisausfall. Der akute einseitige Labyrinthausfall kann Folge eines entzündlichen Geschehens sein; es muß aber auch eine durchblutungsbedingte sowie eine autoimmunologische Ursache in Betracht gezogen werden. Der Schaden kann dabei zentral oder peripher lokalisiert sein.

Aus völligem Wohlbefinden tritt akuter Drehschwindel mit Vernichtungsgefühl auf, gefolgt von Dauerschwindel, Erbrechen und Apraxie. Es wird ein sehr intensiver Spontannystagmus beobachtet.

Akuter Drehschwindel aus völligem Wohlbefinden

Eine wichtige Differentialdiagnose ist der Kleinhirninsult (ebenfalls mit akuter Übelkeit, Erbrechen, Dreh- oder Schwankschwindel sowie ausgeprägter Stand- und Gangataxie). Im Unterschied zum Morbus Menière ist kein Ohrgeräusch vorhanden, ebenso kommt es in der Regel nicht zu einer Verschlechterung des Gehörs.

Im Akutstadium sollte der ältere Patient mit diesem für ihn doch sehr belastenden Krankheitsbild stationär eingewiesen werden.

Morbus Menière. Der Morbus Menière tritt nach dem 70. Lebensjahr ausgesprochen selten auf. Zum typischen

Häufige Krankheitsbilder bei älteren Patienten

Symptomentrias Tinnitus, Drehschwindel, Schwerhörigkeit

Erscheinungsbild gehört die akute Symptomentrias: Tinnitus, Drehschwindel und Schwerhörigkeit, gefolgt von Übelkeit und Erbrechen. Der Hörverlust ist unilateral und im Bereich der niedrigen Frequenzen (im Gegensatz zum Hörverlust der hohen Frequenzen bei Presbyakusis). Eine stationäre Einweisung sollte durchgeführt werden.

Vertebrobasiläre Insuffizienz. Eine häufige Ursache für akute, minutenlang anhaltende Schwindelattacken bei alten Menschen sind transiente ischämische Attacken (TIA) im Bereich des vertebrobasilären Systems. Diese sind meist verbunden mit anderen neurologischen Symptomen wie Ataxie, Dysarthrie, Schwäche und Taubheit der Extremitäten, Drop-Attacks sowie Sehstörungen mit Doppelbildern und Hemianopsie.

Charakteristisch ist die Kombination mehrerer Symptome

Charakteristisch für dieses Krankheitsbild ist nicht ein einzelnes Symptom, sondern die Kombination verschiedener Symptome. Differentialdiagnostisch kommen das hypersensitive Karotis-Syndrom, Lage- und Lagerungsschwindel und die Menière-Krankheit in Frage.

Zur endgültigen Diagnose einer Vertebralis-Basilaris-Insuffizienz ist man vielfach auf eine interdisziplinäre Zusammenarbeit (HNO-Arzt, Orthopäde, Internist) angewiesen.

Häufig gibt es Hinweise auf eine generalisierte Gefäßsklerose sowie entsprechende Risikofaktoren, die eine vertebrobasiläre Insuffizienz und auch eine zerebrale Ischämie wahrscheinlich werden lassen.

Die Therapie ist in erster Linie symptomatisch orientiert. Neben der Behandlung bestehender Grundleiden und einer Förderung der Hirndurchblutung durch Medikamente mit gefäßspezifischer und/oder stoffwechselaktivierender Wirkung werden häufig noch Pharmaka mit hämorheologischem bzw. selektiv gefäßspezifischem Effekt verabreicht. Zusätzlich sollte man Antivertiginosa verordnen, um Beschwerdefreiheit herzustellen.

Zerebrale Ischämien. Transitorisch ischämische Attacken (TIA) sind gekennzeichnet durch kurz anhaltende neurologische Störungen mit kompletter Rückbildung innerhalb von 24 Stunden, in der Regel bereits innerhalb von wenigen Minuten. Kurzfristiger Schwindel

Kurzfristiger Schwindel und Bewußtseinstrübung

und Bewußtseinstrübung bis zum Bewußtseinsverlust können begleitende Symptome sein. Bei der Diagnostik ist nach möglichen Emboliequellen (Mitralklappenprolaps-Syndrom, Endokarditis, ulzerierende arteriosklerotische Plaques) zu fahnden. Ebenso muß man nach hämodynamischen Ursachen suchen, wie Herzrhythmusstörungen, belastungsinduzierter Abnahme des Herz-Minuten-Volumens bei der hypertrophen Kardiomyopathie mit Obstruktion oder bei valvulärer Aortenstenose sowie mechanischer oder atherosklerotischer Einengung der großen extrakraniellen hirnversorgenden Arterien.

Nach abgelaufenem Hirninfarkt weist die neurologische Symptomatik meist auf die Schwindelursache hin. Allerdings kann Schwindel auch das einzige Symptom eines Cerebri-media-Infarktes sein. Nach Siegl [182] stellt der zerebrovaskulär verursachte Schwindel nach dem „unklaren" Schwindel die zweithäufigste Diagnose in der Geriatrie dar.

Bei den zerebralen Ischämien mit anhaltender Schwindelsymptomatik stehen die Kleinhirnischämie sowie die Ischämie im Hirnstamm im Vordergrund. In der Regel ist der Schwindel milder ausgeprägt als bei peripheren Ursachen. Meist kommen andere neurologische Symptome hinzu. Typisch für den zentral bedingten Schwindel ist ein Nystagmus, der ohne Latenz bei Kopfbewegungen eintritt und nicht ermüdbar ist.

Nystagmus ist typisch für zentral bedingten Schwindel

Therapeutisch empfiehlt es sich, symptomatisch mit Antivertiginosa zu behandeln sowie ein intensives physikalisches und ergotherapeutisches Training durchzuführen.

Demenz. Schwindel ist eines der häufigsten Symptome der zerebralen Insuffizienz [135]. Er tritt nicht nur bei vaskulär bedingten Syndromen, sondern auch bei degenerativen Erkrankungen (z. B. Morbus Alzheimer) auf. Charakteristischerweise äußert sich der Schwindel mehr im Sinne eines Unsicherheitsgefühls; in der Regel wird er beim Blick nach oben provoziert. Wegweisend sind die übrigen Leitsymptome des hirnorganischen Psychosyndroms.

Schwindel ist eines der häufigsten Symptome der zerebralen Insuffizienz

Ebenso wie nach einem Schlaganfall besteht die Therapie in der Gabe eines Antivertiginosums sowie einem

Häufige Krankheitsbilder bei älteren Patienten

intensiven physikalischen und ergotherapeutischen Training. Bei der Auswahl des Medikaments sollte man darauf achten, daß der sedierende Effekte möglichst gering ist. Ergänzend kommt noch die Gabe von Antidementiva und ein aktivierendes zerebrales Training hinzu.

Kardial bedingter Schwindel. Verschiedene kardiovaskuläre Erkrankungen können bei älteren Menschen Schwindel hervorrufen. Dazu gehören etwa schwere Herzkrankheiten oder Arrhythmien, welche die Pumpleistung erheblich limitieren. Ein entsprechender Verdacht drängt sich insbesondere dann auf, wenn der Schwindel mit Synkopen einhergeht.

Kardial bedingter Schwindel hat eine deutlich schlechtere Prognose

Verglichen mit den anderen Schwindelformen hat der kardial bedingte Schwindel eine deutlich schlechtere Prognose. Die Abklärung ist daher wichtig, die Begleitsymptome geben auch hier entscheidende Hinweise.

Als häufigste kardiale Ursache findet sich – alleine oder in Verbindung mit weiteren pathologischen Befunden – ein hypersensitiver Karotissinus. Er hat allerdings nur zusammen mit der Klinik eine pathologische Wertigkeit. Deutlich seltener lösen vasovagale Synkopen, Arrhythmien oder eine orthostatische Hypertonie eine Schwindelsymptomatik aus.

Medikamente können direkt oder indirekt Schwindel hervorrufen

Iatrogen bedingter Schwindel. Beim medikamentös bedingten Schwindel muß man zwischen toxischen Nebenwirkungen und physiologischen Wirkungen differenzieren. Substanzen wie Streptomycin, Gentamicin und auch Furosemid können die Haarzellen im Vestibularorgan schädigen und damit Schwindel auslösen. Benommenheit und Gangunsicherheit treten gelegentlich bei der Einnahme von Tranquilizern auf, außerdem im Rahmen einer überdosierten antihypertensiven Therapie. Medikamente, die mit orthostatischen Regulationsstörungen einhergehen, z. B. Antidepressiva oder Diuretika, können ebenfalls zum Schwindel führen. Die gebräuchlichsten Antikonvulsiva Carbamazepin und Phenytoin verursachen Gleichgewichtsstörungen und Ataxie als Folge einer akuten und chronischen Kleinhirndysfunktion.

„Altersschwindel", Presbyvertigo. Obwohl das klinische Bild eines „Altersschwindels" ohne Zweifel existiert, konnte man ihm bis heute keine spezifische pathologische Veränderung zuordnen. Die Betroffenen berichten sowohl über systematischen als auch über unsystematischen Schwindel, der vor allem beim Gehen auftritt. Besonders wird über Desorientiertheit, allgemeine Unsicherheit bei motorischen Abläufen und unbestimmte Gefühle im Kopf geklagt. Der Verlauf ist individuell sehr unterschiedlich. Körperliche und geistige Aktivitäten können die Symptomatik positiv beeinflussen, psychische Veränderungen, insbesondere Belastungen, können sich negativ auswirken.

Keine spezifische pathologische Veränderung

Durch geeignete Rehabilitationsmaßnahmen (Medikation, allgemeine körperliche und psychische Aktivierung, Behandlung der bestehenden Grundkrankheiten) kann erfolgreich auf die Schwindelproblematik eingewirkt werden.

Diagnostik

Bei älteren Patienten lassen sich meist mehrere prädisponierende Faktoren für Schwindel nachweisen (z. B. Beeinträchtigung des Sehvermögens, kardiovaskuläre Störungen, Krankheitsbilder mit Gleichgewichtsstörungen, Störungen im Bereich der unteren Extremitäten, kognitive Störungen, Multimedikation usw.). Welche Bedeutung jedem dieser Risikofaktoren in bezug auf den Schwindel zukommt, hängt von den bestehenden Erkrankungen, den körperlichen Fähigkeiten und den Lebensbedingungen des Patienten ab.

Eine breite ungezielte Diagnostik ist in der Regel wenig hilfreich. Wie eine Studie zeigt, ergaben sich aus routinemäßig durchgeführten Blutuntersuchungen, Tests nach Ringe und Weber, Romberg und Hallpike (bei benignem paroxysmalen Lagerungsschwindel), EKG, EEG, CT und MRT keine signifikanten Unterschiede zwischen älteren Patienten mit und solchen ohne Schwindel [30]. Dagegen förderte eine eingehende klinische Untersuchung einschließlich Schwindelprovokation, Orthostasetest und psychologischer Testung (z. B. im Rahmen des zu erhebenden geriatrischen Assessments, siehe Seite 25) deutliche Unterschiede

Eine breite ungezielte Diagnostik ist wenig hilfreich

Tab. 29: Anamneseschwerpunkte (nach [169]).

Ablauf und Regeln einer vestibulären Anamnese:

I. Erkrankungsart:
- ▶ Schilderung der Beschwerden in eigenen Worten
- ▶ Klassifizierung in Drehgefühl, Schwankgefühl, Unsicherheitsgefühl. Bewußtseinsstörungen

II. Erkankungsverlauf:
- ▶ Beginn der Erkrankung
- ▶ Zeit vor Beginn der Erkrankung
- ▶ Verlauf der Erkrankung

III. Beeinflußbarkeit:
- ▶ provokative Maßnahmen
- ▶ verstärkende Maßnahmen
- ▶ behebende Maßnahmen

V. Nachbarschaftssymptome:
- ▶ audiologisch
- ▶ neurologisch
- ▶ HWS

V. Medikamente und Genußmittel:
- ▶ vor der Erkrankung
- ▶ zur Zeit der Untersuchung

VI. Vorerkrankungen und Schädelhirntraumen:
- ▶ Stürze

VII. Allgemeinerkrankungen:
- ▶ Kreislauf
- ▶ Stoffwechsel

VIII. Beeinflussung der Aktivitäten des täglichen Lebens

zwischen beiden Gruppen zutage. Sinnvoll erscheint auch hier der Einsatz eines praxisorientierten Mobilitätsscreenings bzw. eines Mobilitätstests (siehe Seite 82, 170).

Besondere Bedeutung kommt der eingehenden Anamnese einschließlich einer ausführlichen Medikamentenanamnese zu (siehe Tab. 29).

Ergeben sich aus der Basisuntersuchung Anhaltspunkte für eine kardiologische Erkrankung, ist eine gezielte Diagnostik zu empfehlen: Bis zu 28 Prozent der älteren Menschen haben einen Schwindel kardialer Genese [102]. Die Sicherung der Diagnose hängt dabei von der Intensität der Suche ab, unter Umständen erbringen erst über mehrere Tage durchgeführte Rhythmusüberwachungen oder wiederholte Blutdruckmessungen ein pathologisches Ergebnis.

Therapie
Die Therapie des Schwindels hat sich natürlich grundsätzlich an der Ursache auszurichten. Dies setzt eine rationale diagnostische Einordnung voraus. Auslösende Erkrankungen des Herz-Kreislauf-Systems, aber auch endokrine und hämatologische Ursachen lassen sich selbst bei hochbetagten Patienten in hohem Maße erfolgreich behandeln.

Die Therapie sollte sich an den Ursachen ausrichten

Eine kausale Therapie vestibulärer Erkrankungen kommt nur in Betracht bei Zoster oticus (Acyclovir), bakteriellen Infektionen (Antibiotika), einigen Formen von Durchblutungsstörungen (Polyglobulie, operativ behebbare Stenosen) sowie bei Schädigungen im Mittelohr (z. B. Labyrinthfistel).

Da das Symptom Schwindel bei alten Patienten oft nur schwer erklärbar ist, entzieht es sich in vielen Fällen dem therapeutischen Zugriff, wie entsprechende Untersuchungen deutlich machen [170]. Bei etwa einem Drittel der Patienten gelingt es nicht, dem Schwindel eine Diagnose zuzuordnen.

So kommt der symptomatischen Behandlung nicht nur im Akutstadium, sondern auch im weiteren Verlauf besondere Bedeutung zu. Heute gibt man in vielen Fällen einer Kombination von Training und medikamentöser Therapie den Vorzug. Oft läßt sich dieses Konzept aber wegen mangelhafter Mitarbeit des älteren Patienten nicht realisieren; die Therapie muß sich dann auf die Gabe von Medikamenten beschränken.

Besondere Bedeutung hat die symptomatische Behandlung

Bei chronischen vestibulären Erkrankungen, aber auch zur symptomatischen Behandlung akuter Schwindelattacken werden vorzugsweise Dimenhydrinat und andere Antihistaminika der Benzhydrilgruppe eingesetzt. Unter den Vertretern dieser Wirkstoffgruppe wurde Dimehydrinat am umfassendsten getestet [109, 134, 156, 188]. Hier ist insbesondere die Arbeit von Link [109] zu nennen, in der Dimenhydrinat bei 7655

Antihistaminika der Benzhydrilgruppe werden bevorzugt eingesetzt

Patienten mit Altersschwindel in der akuten und subakuten Behandlungsphase (bis 8 Wochen) untersucht wurde. Unerwünschte Wirkungen traten überraschend selten auf (0,61 Prozent).

Positiver Einfluß auf die Lebensqualität

Die Lebensqualität, gemessen an den Aktivitäten des täglichen Lebens, wurde durch die medikamentöse Therapie deutlich positiv beeinflußt. Gleichzeitig zeigte sich in den Untersuchungen, daß eine zusätzliche physikalische Behandlung die Ergebnisse signifikant verbessert. Unter Compliance-Gesichtspunkten sollte man auf Retard-Präparate zurückgreifen (z. B. Vertigo-Vomex SR).

Die bedeutsamste Nebenwirkung der Benzhydrilgruppe ist die Beeinflussung des zentralen Nervensystems mit Sedation und Schläfrigkeit, weiterhin können Magen- Darmstörungen sowie Mundtrockenheit und in seltenen Fällen Koordinationsstörungen auftreten. Dennoch sind diese Medikamente insbesondere auch bei länger anhaltendem chronischen Schwindel zu empfehlen, da sie recht gut steuerbar und verträglich sind [77].

Bei längerfristiger Behandlung mit Antihistaminika ist eine Dosisreduktion oder ein Auslaßversuch ratsam. So kann man überprüfen, ob gleichzeitig durchgeführte Mobilisation und physikalische Maßnahmen auch allein ausreichend wirksam sind.

Rehabilitative Maßnahmen nehmen einen wichtigen Platz ein

Rehabilitative Maßnahmen wie Bewegungs- und Lagerungstherapie nehmen in der Behandlung des Schwindels einen wichtigen Platz ein. Eine vestibuläre Rehabilitation kann dem Patienten helfen, einen Vestibularisausfall zu kompensieren. Der bei den Übungen auftretende Schwindel ist ein wichtiger Stimulus für die Kompensation und sollte nicht medikamentös unterdrückt werden. Daneben können ergotherapeutische Maßnahmen mit entsprechendem Hilfsmitteleinsatz (z. B. Rolator oder Gehstock) die Gangsicherheit verbessern und die Sturzgefahr im Anfall reduzieren.

Jährlich werden etwa 4 Mio. Männer wegen eines BPH-Syndroms ärztlich behandelt

Benignes Prostatahyperplasie (BPH)-Syndrom
R. Harzmann, D. Weckermann, F. Wawroschek

Der demographische Wandel betrifft in besonderer Weise das altersabhängige Krankheitsbild der benignen

Prostatahyperplasie (BPH). Bereits jetzt werden in Deutschland jährlich etwa 4 Mio. Männer wegen eines BPH-Syndroms ärztlich behandelt. Entsprechend der Altersentwicklung wird die Zahl der Patienten in den nächsten Jahren erheblich zunehmen.

Nach einer Faustregel haben 50 Prozent aller Männer jenseits des 50. Lebensjahres (mit zunehmendem Alter ansteigende Tendenz) Prostata-bedingte Blasenentleerungsstörungen. In mäßiger Ausprägung sind sie als Sollwert-Verstellung zu akzeptieren, die nun einmal – wie andere Funktionseinschränkungen auch – mit dem Älterwerden zusammenhängen.

Derzeit orientiert man sich noch weitgehend an der sogenannten „therapeutischen Kaskade" (siehe Abb. 6): beobachtendes Abwarten (watchful waiting) bzw. Phytotherapie bei geringen Beschwerden, danach bei zunehmender Symptomatik Therapie mit Alphablockern oder DHT-Synthesehemmern, anschließend alternativ-interventionelle Maßnahmen (Stents, Laser, Thermotherapie, fokussierter Ultraschall u. a.) und schließlich transurethrale Inzision der Prostata, transurethrale Resektion der Prostata oder offene Adenom-Enukleation bzw. transvesikale Prostatektomie. Die daraus resultierenden Kosten zwingen förmlich dazu, Überlegungen anzustellen, wie dieses häufige Krankheitsbild künftig rationaler behandelt werden kann. Es geht also darum, von der „Eindrucksmedizin" wegzukommen und die Wirkung der jeweiligen Maßnahme bzw. des Medikaments zum Maßstab der Therapie zu machen. Für eine solcherart wirkungsorientierte und -kontrollierte ärztliche Tätigkeit wurde im amerikanischen Sprachraum der Begriff „evidence based medicine" geprägt.

Therapeutischer Effekt muß zum Maßstab der Therapie werden

Die Konsequenz sachorientierten Handelns sind Leitlinien, die aus nachweisbaren, kontrollierbaren und reproduzierbaren Fakten entwickelt werden. Sie sind geeignet, eine an den klinischen Befunden ausgerichtete Therapie zu etablieren, die individuelle Gegebenheiten berücksichtigt. Da gerade auf dem Gebiet der BPH-Behandlung in rascher Folge neue Erkenntnisse gewonnen werden, ist es notwendig, diese Leitlinien kontinuierlich an den jeweiligen Wissensstand zu adaptieren.

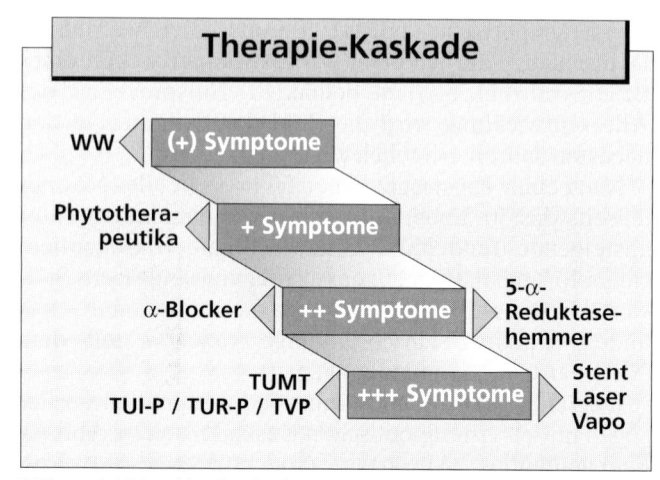

Häufige Krankheitsbilder bei älteren Patienten

Therapie-Kaskade

WW ◁ (+) Symptome

Phytothera-peutika ◁ + Symptome

α-Blocker ◁ ++ Symptome ▷ 5-α-Reduktase-hemmer

TUMT
TUI-P / TUR-P / TVP ◁ +++ Symptome ▷ Stent Laser Vapo

WW = watchful waiting (beobachtendes Abwarten); Vapo = Vaporisation der Prostata; TUMT = transurethrale Mikrowellen-Thermotherapie; TUI-P = transurethrale Inzision der Prostata; TUR-P = transurethrale Resektion der Prostata; TVP = transvesikale Prostataadenomektomie.

Abb. 6: Therapeutische Kaskade beim BPH-Syndrom.

Diagnostik

Subjektive Beschwerden und objektive Befunde exakt erfassen

Eine stadiengerechte, an der individuellen Situation des Patienten ausgerichtete Therapie kann nur dann gelingen, wenn subjektive Beschwerden und objektive Befunde ausreichend exakt erfaßt werden. In dieser Hinsicht hat sich in den letzten Jahren mit der Einführung des Internationalen Prostata Symptom Scores (IPSS) eine wesentliche Neuerung ergeben. Dieses diagnostische Instrument erfaßt die Befindlichkeit des Patienten sehr viel genauer als die bisher übliche Stadieneinteilung nach Alken bzw. Vahlensieck.

Eine weitere Neuerung ist die geänderte Terminologie (Abb. 7), die notwendig wurde, weil die bisher übliche Differenzierung in irritative und obstruktive Miktionsstörungen der Gesamtproblematik nicht ausreichend gerecht wird. Die neue, international akzeptierte Terminologie ermöglicht eine differenziertere Zuordnung der Krankheitsbilder und eine bessere Vergleichbarkeit der Daten. Dabei steht der Begriff BPS bzw. BPH-S für eine BPH-bedingte Symptomatik bzw. die Prostata-beding-

Terminologie

Lower Urinary Tract Symptoms

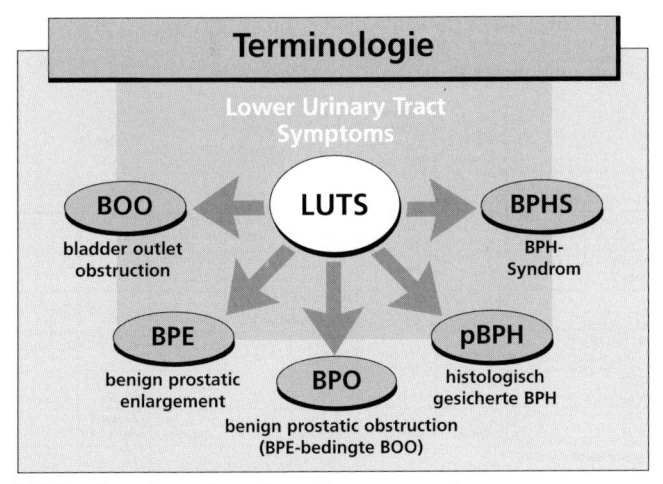

- **BOO** — bladder outlet obstruction
- **LUTS**
- **BPHS** — BPH-Syndrom
- **BPE** — benign prostatic enlargement
- **BPO** — benign prostatic obstruction (BPE-bedingte BOO)
- **pBPH** — histologisch gesicherte BPH

LUTS = Symptome der unteren Harnwege
BOO = Blasenauslaßobstruktion
BPE = Benigne Prostatavergrößerung
BPO = Benigne Prostataobstruktion
PBPH = histologisch gesicherte BPH
BPHS = BPH-Syndrom

Abb. 7: Terminologie der BPH-bedingten Krankheitsbilder.

ten Symptome der unteren Harnwege (lower urinary tract symptoms = LUTS).

Diagnostischer Standard sind die digital-rektale Untersuchung, die Bestimmung von Laborwerten (Serum-Kreatinin, Prostata-spezifisches Antigen (PSA), Urinstatus), die Messung des Harnsekundenvolumens (Uroflow) und des Restharns sowie die Ultraschall-Diagnostik von Nieren, Harnblase und Prostata. Anhand der Befunde und der Symptomatik, die mit dem IPSS erfaßt wird (Tab. 30), lassen sich irritative und obstruktive Harnblasenentleerungsstörungen ausreichend sicher differenzieren. Dies ist wichtig, weil sich daraus wesentliche Konsequenzen für die Therapie ableiten.

Der IPSS bietet den Vorteil, daß der Patient sehr viel enger in die Beurteilung seiner Beschwerden eingebunden werden kann als bisher, zumal auch die Lebensqualität berücksichtigt wird. Der Symptom-Score hat 35 Punkte; die Lebensqualität wird in den Stufen 0 bis 6 er-

Die Werte des Symptom-Score sind vor und während der Therapie zu dokumentieren

Häufige Krankheitsbilder bei älteren Patienten

Tab. 30: Fragenkatalog zum Internationalen Prostata-Symptom-Score (IPSS).

IPSS – Internationaler Prostata-Symptom-Score

Angaben beziehen sich auf die letzten 4 Wochen:	niemals	seltener als in einem von fünf Fällen	seltener als in der Hälfte aller Fälle	ungefähr in der Hälfte aller Fälle	in mehr als der Hälfte aller Fälle	fast immer
1. Wie oft hatten Sie das Gefühl, daß Ihre Blase nach dem Wasserlassen nicht ganz entleert war?	0	1	2	3	4	5
2. Wie oft mußten Sie in weniger als 2 Stunden ein zweites Mal Wasser lassen?	0	1	2	3	4	5
3. Wie oft mußten Sie beim Wasserlassen mehrmals aufhören und neu beginnen?	0	1	2	3	4	5
4. Wie oft hatten Sie Schwierigkeiten, das Wasserlassen hinauszuzögern?	0	1	2	3	4	5
5. Wie oft hatten Sie einen schwachen Strahl beim Wasserlassen?	0	1	2	3	4	5
6. Wie oft mußten Sie pressen oder sich anstrengen, mit dem Wasserlassen zu beginnen?	0	1	2	3	4	5
	niemals	einmal	zweimal	dreimal	viermal	fünfmal oder mehr
7. Wie oft sind Sie im Durchschnitt nachts aufgestanden, um Wasser zu lassen? (Maßgebend ist der Zeitraum vom zu Bett gehen bis zum Aufstehen am Morgen)	0	1	2	3	4	5

Gesamt IPSS S =

Index für die Beeinträchtigung der Lebensqualität durch Harntraktsymptome

	ausgezeichnet	zufrieden	überwiegend zufrieden	gemischt, teils zufrieden, teils unzufrieden	überwiegend unzufrieden	unglücklich	sehr schlecht
1. Wie würden Sie sich fühlen, wenn sich Ihre jetzigen Symptome beim Wasserlassen in Ihrem weiteren Leben nicht mehr ändern würden?	0	1	2	3	4	5	6

Lebensqualität Index L =

faßt. Die Werte sollten – wenn möglich mehrfach – vor jeder Therapie dokumentiert werden. Dies gilt auch für die Kontrolle des Therapieverlaufs.

Score-Werte von 0 bis 7 kennzeichnen eine milde Symptomatik, Werte zwischen 8 und 19 ein mittelschweres, darüberliegende Werte ein schweres Krankheitsbild. Im Bereich zwischen 20 und 35 sind beobachtendes Abwarten bzw. Kontrollen ohne Therapie nicht vertretbar.

Therapeutische Optionen

Bei geringfügigen Beschwerden ist keine Behandlung erforderlich

Bestehen keine oder geringfügige Beschwerden (Werte zwischen 0 und 7 auf dem IPSS-Score), ist der Verzicht auf eine Therapie bzw. das kontrollierende Zuwarten angezeigt. Weitere Optionen sind die medikamentöse Behandlung (IPSS-Werte zwischen 7 und 19) und alternative interventionelle Verfahren bzw. operative Eingriffe, wie die transurethrale Inzision oder Resektion der Prostata und die retropubische oder transvesikale Prostataadenomektomie (IPSS von 20 und darüber).

Medikamentöse Therapie
Phytotherapeutika. Diese Substanzen hatten bisher einen festen Platz in der konservativen Therapie des BPH-Syndroms, wobei anzumerken ist, daß nach wie vor Langzeitdaten ebenso fehlen wie Studien, die modernen Kriterien gerecht werden.

Nach wie vor fehlen Langzeitdaten

Im wesentlichen handelt es sich um Misch- oder Monopräparationen aus Sägepalmen-, Brennesselwurzel-, Salbei-, Kürbiskern- und Roggenpollenextrakten sowie um Phytosterole unterschiedlichster Herkunft. Allenfalls für Phytosterole liegen Hinweise auf eine antiphlogistische Wirkung vor; entsprechende Langzeitdaten fehlen jedoch.

Zugunsten der Phytotherapeutika wurde bisher ins Feld geführt, daß sie weitestgehend nebenwirkungsfrei und darüber hinaus kostengünstig sind. Außerdem werden Einflüsse auf die 5-Alpha-Reduktase, die Aromatase und Alpha-Rezeptoren sowie immunmodulatorische Effekte postuliert.

Antiphlogistische und dekongestive Effekte

Exakte pharmakologische, experimentelle und klinische Daten, die dies belegen, sind jedoch nicht verfügbar. Die subjektive Wirkung pflanzlicher Prostata-Präparate basiert offensichtlich allein auf antiphlogistischen bzw. dekongestiven Effekten.

Dementsprechend können diese Substanzen allenfalls bei leichten Beschwerden (IPSS bis 7) angewandt werden. Sie stehen damit in Konkurrenz zum beobachtenden Zuwarten, das exakt für den gleichen Symptombereich gilt.

Da bisher jährlich beträchtliche Summen für Phytotherapeutika ausgegeben wurden – allein 1996 waren es ca. 250 Mio. DM –, ist es an der Zeit, die Möglichkeiten und Grenzen dieser weit verbreiteten Therapie sachgerecht einzustufen: Eine Rückbildung der Prostata findet ebensowenig statt wie eine Hemmung weiteren Prostatawachstums. Da der (antiphlogistische) Effekt pflanzlicher Präparate denen von Placebos nahekommt

Keine Rückbildung der Prostata, keine Hemmung weiteren Wachstums

oder entspricht, muß in einer Zeit, in der wirksame Pharmaka zur Verfügung stehen, gefragt werden, ob diese jahrzehntelang angewandte Therapie noch vertretbar ist.

Alpha-Rezeptorenblocker (Adrenozeptor-Antagonisten). Nach neueren Erkenntnissen finden sich Alpha-Rezeptoren in großer Dichte im Bereich des Harnblasenhalses (Sphinkter urethrae internus) und in der Prostata selbst. Konsequenterweise wurden schon früh Versuche unternommen, Alphablocker in der konservativen Therapie des BPH-Syndroms einzusetzen. Da Prototypen wie Phenoxybenzamin zwar günstige Effekte am Harnblasenhals zeigten, aber erhebliche kardiovaskuläre Nebenwirkungen hatten, wurden selektive Alpha-1-Rezeptorenblocker entwickelt.

Die derzeit verfügbaren Substanzen besitzen ein wesentlich günstigeres Wirkungs- und Nebenwirkungsprofil, wobei allerdings die einzelnen Präparate in ihren pharmakokinetischen Charakteristika spezifische Differenzen aufweisen. Substanzen mit kurzer Halbwertzeit (Indoramin, Prazosin, Alfuzosin) stehen solchen mit längerer oder langer Halbwertzeit (Terazosin, Doxazosin, Tamsulosin) gegenüber.

Insgesamt gute Verträglichkeit

Auch die neuere Generation der Alpha-1-Rezeptorenblocker hat Nebenwirkungen, die im wesentlichen aus hypotensiven Effekten resultieren: Schwindel, Kopfschmerzen, trockener Mund, orthostatische Dysregulation, Palpitationen, Tachykardie, Müdigkeit, allgemeine Schwäche, Schwellungen der Nasenschleimhaut und Akkomodations- sowie Sexualstörungen (retrograde Ejakulation als Folge der Relaxation des Harnblasenhalses). Insgesamt ist die Verträglichkeit dieser Substanzen jedoch so gut, daß für einzelne von ihnen sogar der Vergleich mit den nebenwirkungsarmen Phytopharmaka günstig ausfällt.

Im Harnblasenhals und in der Muskulatur der Prostata finden sich verschiedene Alpha-1-Adrenozeptor-Subtypen (Alpha-1a, Alpha-1b, Alpha-1d), deren Blockade zu qualitativ unterschiedlichen Veränderungen des Blutdrucks und der Harnblasenentleerung führt. Aufgrund dieser Tatsache geriet insbesondere der „urose-

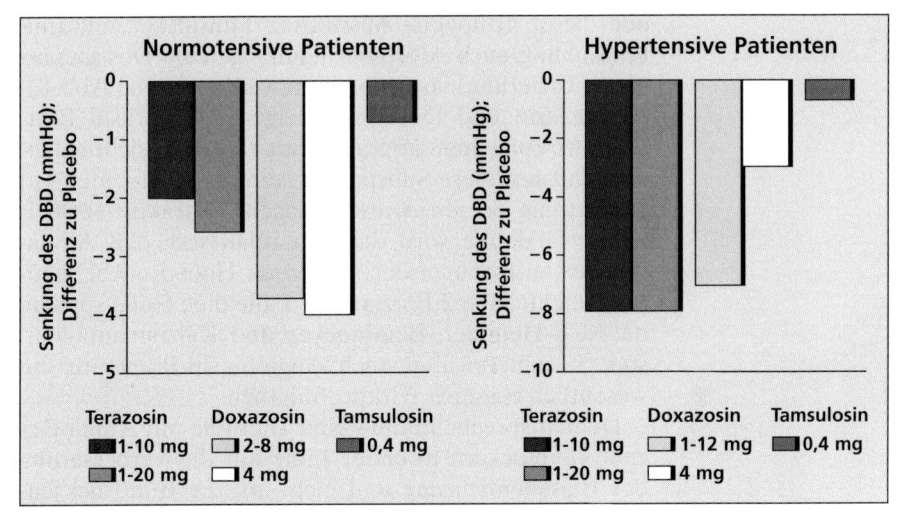

Abb. 8: Einfluß verschiedener Alpha-Blocker auf den Blutdruck von normotensiven und hypertensiven Patienten (Brawer, Wilde, Fawzy, Kirby, Gillenwater, Chapple).

lektive" Alpha-1a-Blocker in den Mittelpunkt des Interesses. Hauptvertreter ist Tamsulosin mit seiner hohen Affinität zum Alpha-1a-Adrenozeptor, der mit 70 Prozent speziell in der Prostata dominiert. Dies ist die Basis für den zunächst verwirrenden Begriff „Uroselektivität".

Der Effektivitätsvergleich zwischen den einzelnen Alpha-Rezeptorenblockern ergibt dennoch nahezu identische Verbesserungen des Symptom-Score und der Blasenentleerungsdynamik: Moderne Alphablocker senken die IPSS-Werte um 40 Prozent und steigern die Harnflußrate um 2 ml/sek, wenn sie gemäß den Dosierungsempfehlungen verabreicht werden. Wesentlich ist dabei, daß Alpha-Rezeptorenblocker über Jahre hinaus konstant wirken. Der therapeutische Effekt setzt innerhalb von zwei Tagen ein, was von den so behandelten Patienten besonders positiv beurteilt wird.

Wirkung setzt innerhalb von zwei Tagen ein

Da diese Substanzgruppe letztlich auch den Blutdruck beeinflußt, ergeben sich abhängig vom jeweils gewählten Präparat unterschiedliche Probleme, insbesondere bei Therapiebeginn. Daher sollte bei nahezu allen Substanzen dieser Gruppe – Ausnahme: Tamsulosin, mit Einschränkung auch Alfuzosin – anfangs eine Dosisanpassung (Titrierung) vorgenommen werden (siehe Abb. 8).

Terazosin und Doxazosin zeigen die stärkste Blutdruckwirkung; man könnte daher zu der Ansicht gelangen, daß sich diese Substanzen gerade für Patienten mit Hypertonie eignen. Dieser zunächst attraktiv erscheinende Gedanke wird dadurch relativiert, daß Alphablocker im Rahmen der modernen Hochdruckbehandlung allenfalls in 2 Prozent der Fälle eine Rolle spielen, da ACE-Hemmer, Betablocker und Kalziumantagonisten, in neuerer Zeit auch Angiotensin-Präparate, ein wesentlich besseres Wirkprofil haben.

Dementsprechend muß eine Therapie mit Alpha-Rezeptorenblockern in erster Linie auf die Verbesserung der Blasenentleerung und nicht auf die Blutdrucksenkung zielen. Konsequenterweise sollte das BPH-Syndrom primär mit Tamsulosin, gegebenenfalls auch mit Alfusozin behandelt werden.

Ein zusätzlicher Gesichtspunkt ist, daß die in der Altersgruppe der BPH-Patienten nicht gerade seltene Begleitmedikation mit Nitropräparaten, Verapamil, Diuretika u. a. die Verträglichkeit etwa von Tamsulosin nicht mindert. Damit ist die noch vor kurzem ausgesprochene Warnung, Alpha-Rezeptorenblocker nicht mit Kalziumantagonisten zu kombinieren, hinfällig (siehe Abb. 9).

Demnach sind als Vorteile der Alphablocker ihr rascher Wirkungseintritt, ihre über Jahre stabile Wirksamkeit, die fehlende Interaktion sowie die Blutdruckneutralität (hier: Tamsulosin, Omnic®) zu nennen. Ein Nachteil, der allerdings bei der betreffenden Altersgruppe nicht ins Gewicht fällt, ist die Möglichkeit einer retrograden Ejakulation (4,5 Prozent der Fälle, aufklärungspflichtig). Hinsichtlich des therapeutischen Effekts muß man sich darüber im klaren sein, daß proliferative Prozesse im epithelialen und stromalen Anteil der Prostata nicht beeinflußt werden, das Wachstum der Prostata also fortschreiten kann.

Den Leitlinien für die Therapie des BPH-Syndroms folgend liegt das Zielgebiet der Alphablocker im IPSS-Bereich über 7 (bis 19).

Proliferative Prozesse werden nicht gehemmt

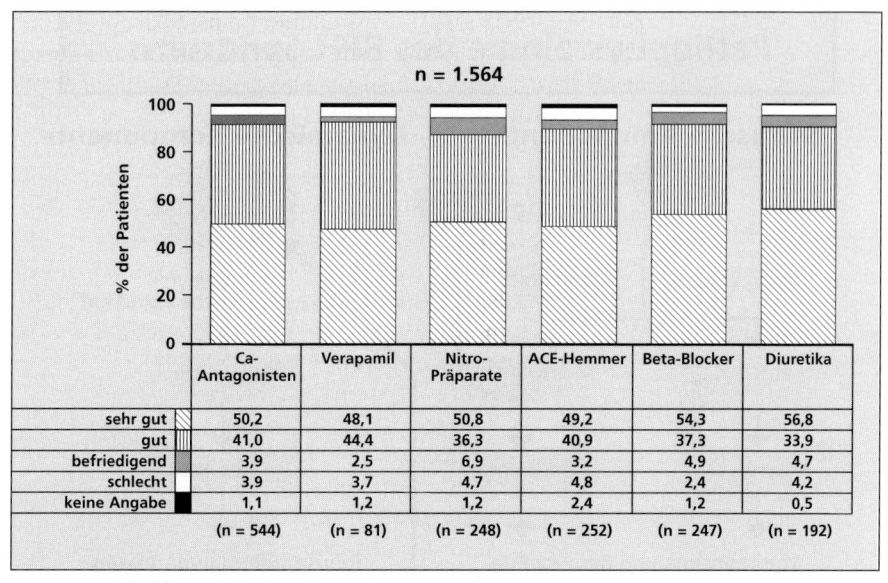

	Ca-Antagonisten	Verapamil	Nitro-Präparate	ACE-Hemmer	Beta-Blocker	Diuretika
sehr gut	50,2	48,1	50,8	49,2	54,3	56,8
gut	41,0	44,4	36,3	40,9	37,3	33,9
befriedigend	3,9	2,5	6,9	3,2	4,9	4,7
schlecht	3,9	3,7	4,7	4,8	2,4	4,2
keine Angabe	1,1	1,2	1,2	2,4	1,2	0,5
	(n = 544)	(n = 81)	(n = 248)	(n = 252)	(n = 247)	(n = 192)

n = 1.564

Abb. 9: Einfluß verschiedener Begleitmedikamente auf die Verträglichkeit von Tamsulosin (Michel, M. 1998).

In besonderer Weise profitieren Patienten mit irritativen Blasenentleerungsstörungen (Pollakisurie, Nykturie, Harndrang). Das klassische Bild einer obstruktiven Blasenentleerungsstörung mit hohen Restharnmengen und Einflußstauung beider Nieren sollte vor Therapiebeginn ausgeschlossen werden. In dieser Situation können Alphablocker zwar die Symptome rasch beseitigen und damit die Lebensqualität verbessern; andererseits müssen aber gerade bei diesen Patienten engmaschige fachurologische Kontrollen (Ultraschall-Diagnostik incl. Restharnerfassung) gewährleistet sein, um ein Fortschreiten der Obstruktion rechtzeitig erkennen und dementsprechend handeln (interventionelle bzw. operative Therapie) zu können.

Besonders günstig bei irritativen Blasenentleerungsstörungen

Dihydrotestosteron-Syntheseblocker (5-Alpha-Reduktasehemmer). Das Wirkprinzip dieser Substanzen unterscheidet sich ganz wesentlich von dem der Alpha-Rezeptorenblocker, deren hauptsächliche Domäne die Beeinflussung der funktionellen Komponente der Prostata-bedingten Blasenentleerungsstörung ist. Im Unterschied

Pathophysiologie des BPH-Syndroms

Statische Komponente

- Androgene —SYNERGISMUS— Östrogene
- α-Reduktase ← Aromatase ← ?
- DHT / Östradiol
- A-Rezeptor / Ö-Rezeptor
- Volumenzunahme der Prostata epithelial / stromal

Dynamische Komponente

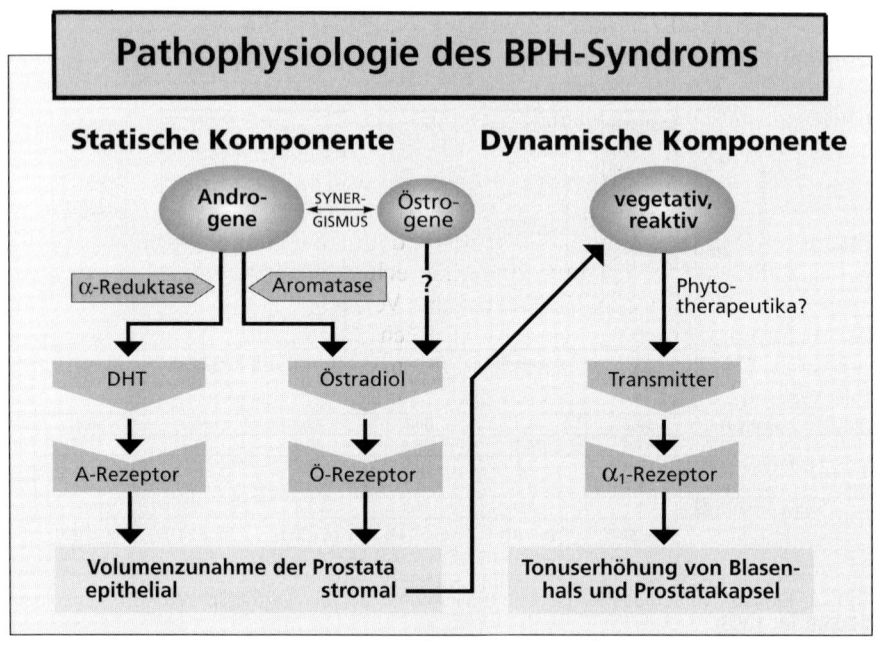

- vegetativ, reaktiv
- Phytotherapeutika?
- Transmitter
- α$_1$-Rezeptor
- Tonuserhöhung von Blasenhals und Prostatakapsel

Abb. 10: Schematische Darstellung der Pathophysiologie des BPH-Syndroms bzw. der darauf beruhenden Therapiekonzepte.

Weiteres Wachstum des Drüsenepithels wird verhindert

zur „Prostata-Relaxation" zielt die Hemmung der Dihydrotestosteron(DHT)-Synthese darauf, die statische Komponente durch eine Stimulationsblockade des Drüsenepithels zu beeinflussen (siehe Abb. 10).

Der 5-Alpha-Reduktasehemmer Finasterid verhindert die Bildung von Dihydrotestosteron (DHT) aus Testosteron. DHT stimuliert die epithelialen Anteile der Prostata; daher kann eine Synthesehemmung ein weiteres Wachstum des Drüsenepithels verhindern bzw. eine Atrophisierung bewirken.

Pathogenetisch wichtig ist darüber hinaus die in der Prostata ebenfalls stattfindende Umwandlung von Testosteron in Östrogene. Diesen Vorgang vermittelt das Enzym Aromatase, dessen Blockade pharmakologisch bisher noch nicht überzeugend gelungen ist. Da Östrogen-Derivate die stromale BPH-Komponente stimulieren, wäre es auf dem Weg über eine Aromatasehemmung theoretisch möglich, auch stromale Atrophisierungsprozesse zu induzieren. Eine Behandlung mit Finasterid sollte nur dann in Betracht gezogen werden, wenn ausreichend große Prostatavolumina (40 ml und mehr) vorliegen und dabei epitheliale Anteile überwiegen: Mehrere Studien mit ungewöhnlich hohen Patientenzahlen haben gezeigt, daß der Effekt bei Volumina unter 40 ml deutlich geringer ausfällt oder fehlt. Unter den entsprechenden Voraussetzungen läßt sich mit Finasterid eine Verkleinerung des Prostatavolumens um durchschnittlich 20 Prozent erreichen. Die Harnflußrate erhöht sich um ca. 2 ml/sek. Die Werte des Symptom-Score bessern sich in dem Bereich, der mit Alphablockern erzielt werden kann.

Therapeutischer Effekt nur bei Prostatavolumina von 40 ml und mehr

Ein wesentlicher Unterschied zu den Alphablockern liegt darin, daß Finasterid sehr viel langsamer wirkt. Es ist daher notwendig, mindestens sechs Monate lang zu behandeln, bis die gewünschte Rückbildung der Prostata eintritt und sich damit auch der Uroflow und die Symptomatik bessern. Diese Besonderheit muß der Arzt dem Patienten erklären; gelegentlich ergeben sich daraus Probleme in der Patientenführung. Wie die Alphablocker muß auch Finasterid bei nachweisbarer Wirkung auf Dauer eingenommen werden. Die Responserate liegt bei 50 Prozent.

Wirkung erst nach sechs Monaten

Ein weiteres Charakteristikum von Finasterid ist die Tatsache, daß der Wert des Prostata-spezifischen Antigens (PSA) halbiert wird. Das hat insofern Auswirkungen auf die Diagnostik des Prostatakarzinoms, als beispielsweise Werte von 3 ng/ml nach oben korrigiert und dem Graubereich (4 bis 10 ng/ml) zugeordnet werden müssen. Unter Umständen ist dann eine Prostatabiopsie indiziert. Zu den Nebenwirkungen zählen Störungen der Sexualität (Libido-Einschränkung, Impotenz, Reduktion des Ejakulatvolumens), Gynäkomastie und Brustschmerzen.

PSA-Serumspiegel wird um die Hälfte gesenkt

Ebenso wie die Alphablocker wird Finasterid im IPSS-Bereich über 7 (bis 19), also bei mittelschwerer Symptomatik, eingesetzt.

Die im Januar 1998 publizierte Pless-Studie (Proscar longtime efficacy and safety study), in der 3016 Patienten über einen Zeitraum von vier Jahren kontrolliert wurden, hat gezeigt, daß Finasterid das Risiko des akuten Harnverhalts um 57 Prozent und das der Notwendigkeit interventioneller Maßnahmen um 55 Prozent senkt. Kritisch zu sehen ist allerdings die sich darauf beziehende Fallzahl: 42 Finasterid- versus 98 Plazebo-Patienten hatten einen Harnverhalt; 69 Patienten unter Finasterid versus 152 Patienten unter Plazebo mußten interventionell behandelt werden.

Kombinationstherapie (Alphablocker plus Finasterid). Die Leitlinien für die Therapie des BPH-Syndroms sehen eine kombinierte Behandlung mit Alphablockern und Finasterid deswegen nicht vor, weil diese besonders kostspielige therapeutische Option keinen Vorteil gegenüber der Monotherapie bietet. Bei Prostata-Volumina von 40 ml oder weniger sind Alphablocker sowohl Finasterid als auch Placebo überlegen. Bei einer ausgeprägteren Prostatavergrößerung zeigen sowohl Finasterid als auch Alphablocker positive Wirkungen.

Bei irritativen Beschwerden ist eine Kombination vertretbar

Dennoch kann mit einer gewissen Berechtigung von den Leitlinien abgewichen werden, wenn bei großen Prostatavolumina irritative Beschwerden im Vordergrund stehen, welche die Lebensqualität einschränken. In diesen Fällen behandelt man sechs Monate lang kombiniert mit einem Alphablocker und Finasterid und setzt nach diesem Zeitraum den Alphablocker versuchsweise ab. Falls innerhalb dieser sechs Monate das Therapieziel –Verkleinerung des Prostatavolumens bei gleichzeitiger Besserung der Symptome – erreicht wurde, ist die Finasterid-Therapie auf Dauer fortzusetzen.

Antiandrogene. Die Hersteller von Antiandrogenen (Cyproteron-Acetat, Flutamid, Bicalutamid, Nilutamid) limitieren diese Substanzen prinzipiell für das Prostatakarzinom. Da Antiandrogene in der Lage sind, auch beim BPH-Syndrom beeindruckende Effekte zu induzieren, werden sie trotz fehlender Zulassung gelegentlich auch in dieser Indikation eingesetzt. Diese experimentelle Therapie sollte nicht als therapeutische Option mißverstanden werden, da mit Problemen zu rechnen ist.

Zwar wirksam, aber keine therapeutische Option

Reine Antiandrogene (Flutamid, Bicalutamid, Nilutamid) erhöhen das Serum-Testosteron, was – vermittelt durch die Aromatase – zu einer Zunahme von Östrogen-Derivaten führt. Daraus resultiert eine Gynäkomastie, die per se kein Problem darstellt, da effektive Prophylaxe-Techniken (Mamillen-Bestrahlung u. a.) zur Verfügung stehen. Das entscheidende Argument gegen die Antiandrogen-Therapie ist die theoretisch und klinisch belegte Möglichkeit der Induktion eines Mammakarzinoms beim Mann. Dementsprechend haben Antiandrogene keinen Platz in der Therapie des BPH-Syndroms!

Instrumentelle Maßnahmen
Da im Unterschied zu früheren Jahren inzwischen eine effektive medikamentöse Therapie (Alphablocker, 5-Alpha-Reduktasehemmer) zur Verfügung steht, hat sich das BPH-Management wesentlich verändert: In den USA ist es zwischen 1985 und 1994 zu einer dramatischen Verschiebung vom stationären in den ambulanten Bereich gekommen. Parallel dazu gingen die operativen Eingriffe (im wesentlichen transurethrale Resektion) um 40 Prozent zurück. Auch wenn in den Vereinigten Staaten traditionell „defensiver" reseziert wird (im Vergleich zu Europa minimale Resektionsgewichte) und daraus eine beträchtliche Zahl von erneuten Eingriffen in späteren Jahren resultiert, gilt das veränderte Vorgehen ähnlich auch für Deutschland. Hier dürften die transurethralen Resektionen um 20 bis 25 Prozent zurückgegangen sein.

Operative Eingriffe deutlich zurückgegangen

Gleichzeitig mit der medikamentösen Therapie wurde eine Reihe von alternativen instrumentellen Verfahren mit dem Ziel entwickelt, die Morbidität der transurethralen Resektion zu reduzieren. Trotz aller technischen Verbesserungen und einer Absenkung der Mortalitätsrate auf Werte um 0 Prozent ist die Morbidität des Eingriffs in den vergangenen Jahren konstant bei etwa 18 Prozent stehengeblieben. Der wesentliche Faktor dabei ist das Blutungsrisiko. So ist es verständlich, daß auf allen nur denkbaren Wegen nach Alternativen gesucht wurde.

Alternative Behandlungsverfahren
Mehr oder weniger in der Diskussion stehen die transurethrale Nadel-Ablation der Prostata (TUNA), der fo-

kussierte Ultraschall (high intensity focused ultrasound = HIFU), die transurethrale Ballon-Dilatation, die transurethrale oder transrektale Hyperthermie, die transurethrale Mikrowellen-Thermo-Therapie (TUMT), transurethrale Implantate (Stents) und vor allem Laser-Verfahren.

Der Laser (light amplification by stimulated emission of radiation) wirkt auf Patienten ungebrochen faszinierend; daher wird – wenn denn schon interventionell therapiert werden muß – mehrheitlich diese Behandlung gewünscht. Üblicherweise verwendet man den Nd: Yag-Laser, der entweder rechtwinklig von der Harnröhre aus in die Prostata eingestrahlt wird (side fire) und dabei neben der Prostata auch das Harnröhrengewebe koaguliert oder mit Hilfe von in die Prostata eingestochenen Lasersonden im Zentrum der Prostata Nekrosen induziert (interstitielle Laser-Koagulation = ILK). Gegenüber den anderen Laserverfahren hat die ILK den Vorteil einer wesentlich geringeren postinterventionellen Irritation. Es spricht demzufolge einiges dafür, daß insbesondere diese Technik Zukunft haben wird. Hauptargument für die Laseranwendung – unabhängig von der Technik – ist die Tatsache, daß sich Blutungen weitestgehend vermeiden lassen. Das jüngste Laserverfahren ist die Holmium-Laser-Resektion, bei der das Prostatagewebe Laser-assistiert enukleiert wird. Die ersten Ergebnisse sind ermutigend; Langzeitdaten fehlen.

Für die anderen alternativen Behandlungsverfahren gilt: Ballon-Dilatation und Hyperthermie sind obsolet, da sich die in sie gesetzten enthusiastischen Erwartungen nicht erfüllt haben; sie sind ohne nennenswerte Effektivität. Gleiches gilt für den fokussierten Ultraschall (HIFU), der sich in der derzeitigen Applikationstechnik nicht bewährt hat.

Die Leitlinien der Deutschen Gesellschaft für Urologie für die Therapie des BPH-Syndroms kommen zu folgenden Aussagen:

▶ Laserverfahren können bei symptomatischen Patienten mit BPO (benigner Prostata-bedingter Harnwegsobstruktion) eingesetzt werden. Die Langzeitdaten sind begrenzt.

Bei Anwendung der Lasertechnik lassen sich Blutungen weitestgehend vermeiden

Ballon-Dilatation und Hyperthermie sind obsolet

▶ Bei symptomatischen Patienten ohne BPO kann die Niedrigenergie (NE)-TUMT (transurethrale Mikrowellen-Thermo-Therapie) eingesetzt werden. Auch hier sind die Langzeitdaten begrenzt.
▶ Stents können bei Hochrisiko-Patienten mit Seitenlappen-BPH indiziert sein.

Operative Behandlungsverfahren
Die transurethrale Resektion der Prostata (TUR-P) führt – verglichen mit alternativen Behandlungsverfahren – zu den besten Therapieergebnissen, wobei diese wesentlich vom Operateur abhängen. Die Reinterventionsrate im ersten Jahr nach dem Eingriff liegt bei 2 Prozent und damit wesentlich niedriger als bei allen alternativen interventionellen Behandlungsverfahren. Das wesentliche Risiko der transurethralen Resektion ist die Blutungsneigung, weswegen zusätzliche Verfahren wie die transurethrale Vaporisation der Prostata (TUV-P) entwickelt wurden. Dabei wird das Prostatagewebe elektrischem Strom von 250 bis 300 Watt ausgesetzt; die dabei angewendete Rollen-Elektrode verdampft das Prostatagewebe und koaguliert gleichzeitig Blutgefäße höchst effektiv.

Die transurethrale Resektion führt zu den besten Ergebnissen

Indiziert ist die transurethrale Resektion des sogenannten Prostataadenoms dann, wenn hohe IPSS-Werte (20 und mehr), hohe Restharnmengen, rezidivierende Harnwegsinfekte bzw. eindeutig obstruktive Störungen der Blasenentleerung vorliegen. Geübte Operateure resezieren 40 bis 80 g Prostatagewebe in vertretbarer Zeit. Dennoch ist davon auszugehen, daß bei großen Drüsenvolumina die retropubische oder transvesikale Prostataadenomektomie (TVP) sinnvoller ist.

Indikation: obstruktive Störungen der Blasenentleerung

Drüsenvolumina unter 30 ml können mit Hilfe der transurethralen Inzision der Prostata (TUIP) behandelt werden. Dabei wird die Prostata mit Hilfe eines stromleitenden Häkchens bis hin zur Kapsel bei 5 und 7 Uhr gekerbt, was letztlich zu einer wesentlichen Miktionsverbesserung führt. Die Methode hat den Vorteil, daß die Rate der retrograden Ejakulationen, verglichen mit 100 Prozent bei der transurethralen Resektion und der transvesikalen Prostatektomie, auf 30 Prozent zurückgeht.

127

Häufige Krankheitsbilder bei älteren Patienten

Karzinome der
Übergangszone in
20% der Fälle

Entscheidender Nachteil der transurethralen Inzision und aller alternativen instrumentellen Verfahren ist die Tatsache, daß die bei der TUR-P oder der TVP gewährleistete histologische Kontrolle entfällt. Aus diesem Grund können Karzinomherde in der periurethralen Zone (Innendrüse = Übergangszone = Transitionalzone) durchaus übersehen werden, wobei allerdings im günstigsten Fall diese Bereiche durch die thermische Einwirkung des Lasers bzw. der Thermo-Therapie nekrotisiert werden. Karzinome der Übergangszone finden sich in 20 Prozent der Fälle.

Für die operative bzw. instrumentelle Intervention existieren nach wie vor klare Indikationen: hohe Restharnmengen mit entsprechender Symptomatik, Prostatarandblutungen, Harnblasensteine, Einflußstauung des oberen Harntrakts, gegebenenfalls auch Harnblasendivertikel.

Diabetes mellitus

Frauen erkranken
häufiger und
haben ein höheres
Infarktrisiko

Vom Diabetes mellitus Typ II sind zwischen 10 und 20 Prozent der über 60jährigen betroffen; zwei Drittel aller Typ-II-Diabetiker sind weiblich. Gegenüber stoffwechselgesunden Frauen haben Diabetikerinnen ein 6,2fach

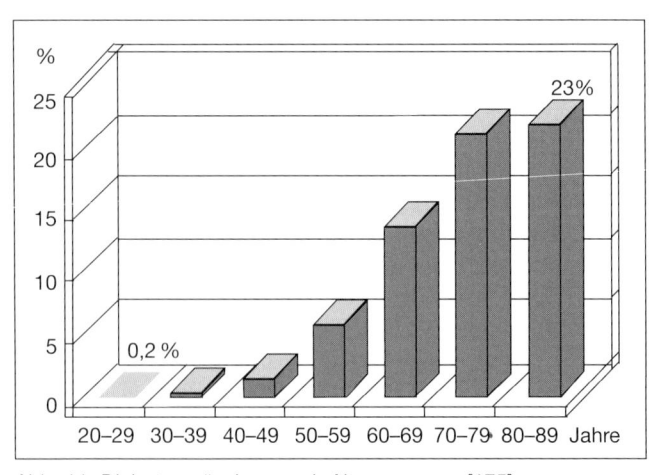

Abb. 11: Diabetesprävalenz nach Altersgruppen [175].

höheres Risiko, einen Herzinfarkt zu erleiden. Bei männlichen Zuckerkranken ist das Infarktrisiko nur um den Faktor 2,2 erhöht. Es handelt sich also beim Diabetes mellitus Typ II um ein deutlich häufigeres und risikoreicheres Stoffwechselleiden älterer Frauen. Die Hälfte aller neu diagnostizierten Diabetiker hat das 65. Lebensjahr bereits überschritten. Neben dem Bluthochdruck ist der Diabetes mellitus der wichtigste Risikofaktor für kardiovaskuläre Erkrankungen im Alter.

Bis heute gibt es keine umfangreichere prospektive Untersuchung zur Therapie betagter Diabetiker. Dies ist einer der Gründe, weshalb auch keine einheitlichen und allgemein akzeptierten Standards bestehen [8].

Unstrittig ist nur, daß die älteren Diabetiker, von wenigen Ausnahmen abgesehen, in der hausärztlichen Regelversorgung betreut werden müssen. Allein auf diese Weise läßt sich die notwendige kontinuierliche, lebenslange Begleitung unter für den Patienten zumutbaren und volkswirtschaftlich tragbaren Bedingungen realisieren. Uneinig ist man sich allerdings darüber, wie diese Versorgung idealerweise aussehen sollte.

Ursachen
Übergewicht ist zweifellos der wichtigste Faktor für die Manifestation eines Typ-II-Diabetes. Begünstigend kommen im Alter die relative Abnahme der fettfreien Körpermasse und die verminderte Glukosetoleranz hinzu. Die im Nüchternblut gemessene durchschnittliche Glukosekonzentration steigt mit zunehmendem Lebensalter um etwa 2 mg/dl pro Dekade an. Als Teilursache dieses Phänomens wird vor allem eine verringerte Insulinempfindlichkeit diskutiert. Weitere Komponenten sind eingeschränkte körperliche Aktivität und lange bestehende Ernährungsgewohnheiten.

Übergewicht ist der wichtigste Auslöser

Diagnostik
Der Typ-II-Diabetes kann über Jahre asymptomatisch verlaufen. Entsprechend häufig – in etwa 75 Prozent der Fälle – wird die Diagnose zufällig im Rahmen anderer Untersuchungen gestellt. Die Bestimmung der Harnglukose ist nur von eingeschränktem diagnostischen Wert,

Typ-II-Diabetes wird bei 75% der Patienten zufällig diagnostiziert

da die Nierenschwelle im Alter erhöht sein kann. Eine Aglukosurie schließt einen Diabetes mellitus nicht aus. Die Diagnosekriterien (WHO) des Diabetes mellitus sind:
- ▶ wiederholter Nachweis (mindestens zwei Werte) einer Nüchternhyperglykämie von über 120 mg/dl (6,7 mmol/l) im venösen oder kapillären Vollblut bzw. über 140 mg/dl (7,8 mmol/l) im venösen oder kapillären Plasma
- ▶ wiederholter Nachweis einer Hyperglykämie unter nicht-standardisierten Bedingungen von über 180 mg/dl (10,0 mmol/l) im venösen oder kapillären Vollblut bzw. über 200 mg/dl (11,0 mmol/l) im venösen Plasma
- ▶ Nüchternblutzucker und 2-h-Blutzucker während eines oralen Glukosetoleranztests im pathologischen Bereich.

Der Glukosetoleranztest mit 75 g Glukose kann falsch-positive Resultate erbringen, wenn der Patient Diuretika oder Glukokortikoide einnimmt; für falsch-negative Ergebnisse können orale Antidiabetika verantwortlich sein.

HBA_1- bzw. HbA_{1c}-Bestimmung mindestens einmal pro Quartal

Die Bestimmung des glykosilierten Hämoglobins (HbA_1 bzw. HbA_{1c}) ist die wichtigste Maßnahme zur kontinuierlichen Qualitätseinschätzung der Diabetesbehandlung. Sie sollte mindestens einmal pro Quartal durchgeführt werden.

Das gemeinsame Vorkommen von Adipositas, Hypertonie und Hyperlipoproteinämie wird in Zusammenhang mit einer Hyperinsulinämie und Insulinresistenz als „metabolisches Syndrom" bezeichnet. Es gilt als Risikokonstellation für eine Diabetesmanifestation und ist durch folgende Merkmale charakterisiert:
- ▶ Glukosetoleranzstörung
- ▶ periphere Insulinresistenz
- ▶ Hyperinsulinämie
- ▶ VLDL-Triglyzeride erhöht
- ▶ HDL-Cholesterin erniedrigt
- ▶ Hypertonie

Anamnestisch ist bei Diabetikern insbesondere auf Störungen von seiten des autonomen Nervensystems zu achten: Sie äußern sich beim Mann in einer vorzeitigen Abnahme der Potenz, bei beiden Geschlechtern in Miktionsstörungen, meist im Sinne einer unvollständigen Blasenentleerung; dazu kommen nächtliche Diarrhöen, Bauchgrimmen, Völlegefühl in der Magengegend, profuses Schwitzen oder Sistieren der Schweißsekretion an den Füßen. Die klinische Untersuchung ergibt meist ein herabgesetztes Vibrationsempfinden und einen fehlenden Sehnenreflex an den Füßen. Diagnostisch am leichtesten zugänglich ist die Kardioneuropathie. Bei ca. 80 Prozent aller Diabetiker mit autonomer Neuropathie an einem Organsystem bleibt die physiologische Herzfrequenzvariabilität aus.

Therapieziele
Der Diabetes mellitus mit all seinen Folgeerscheinungen kann die Lebenserwartung der Betroffenen deutlich verkürzen – bei früher Manifestation muß mit 10 bis 20 Jahren weniger Lebenszeit gerechnet werden. Je später sich die Erkrankung bemerkbar macht, desto geringer wird die Exzeßmortalität. Sie ist praktisch gleich Null bei einer Diagnose nach dem 75. Lebensjahr.

Demzufolge zielt die Therapie beim alten Menschen vorrangig darauf ab, die Krankheitssymptome zu beseitigen. Dabei stehen häufig die nicht-spezifischen Diabetessymptome im Vordergrund, die sich von den typischen Alterserscheinungen oft nur schwer unterscheiden lassen: Inkontinenz, Hirnleistungsminderung, Müdigkeit, körperlicher Leistungsabfall, Fallneigung, verminderte Beweglichkeit und Infektionen.

Gelingt es, die überwiegende Zahl der gemessenen Blutzuckerwerte deutlich unter die Nierenschwelle zu bringen – bei Hochbetagten liegt sie individuell um 200 mg/dl – schwinden die Diabetes-assoziierten Symptome. Insbesondere das Überschreiten der Nierenschwelle mit konsekutiver Glukosurie und Polyurie kann die Lebensqualität Älterer erheblich beeinträchtigen. Bestehende Kontinenzprobleme werden dadurch verstärkt; die ausgeprägtere Nykturie erhöht die Sturzgefahr zusätzlich. Darüber hinaus kommt es zur Exsik-

Werte oberhalb der Nierenschwelle können die Lebensqualität erheblich beeinträchtigen

kose und damit zum weiteren Nachlassen der zerebralen Leistungsfähigkeit.

Auch andere Probleme, die bei älteren multimorbiden Patienten vorkommen, können durch eine schlechte Stoffwechsellage (mit-)bedingt sein: In diesem Zusammenhang ist besonders an Pruritus, Wundheilungsstörungen oder Druckgeschwüre zu denken.

Auch wenn es bei Hochbetagten angesichts der noch zu erwartenden Lebenszeit nicht primär um die Prävention der typischen Diabetesfolgeschäden (Retinopathie, Nephropathie und Polyneuropathie) geht, sollte man trotzdem Blutzuckerwerte unterhalb der Glukosurieschwelle anstreben.

Für eine konsequente Behandlung des Diabetes mellitus – auch im höheren Alter – sprechen vier wichtige Argumente. Das ist erstens die besondere Gefahr der Flüssigkeitsdysregulation bei Stoffwechselentgleisung, zweitens die durch neuere Studien bestätigte häufige Vernetzung mit anderen Risikofaktoren (Hypertonie, Hyperlipoproteinämie, Adipositas). Drittens ist eine linksventrikuläre Hypertrophie bei Diabetes mellitus auch im fortgeschrittenen Alter nachgewiesen, diese kann altersbedingte Veränderungen am linken Ventrikel und damit einhergehende Funktionsstörungen (insbesondere Relaxationsstörungen) verstärken. Und viertens kann die diabetische Polyneuropathie auch und gerade im Alter noch eine erhebliche Beeinträchtigung der Lebensqualität bedeuten.

Beim älteren Menschen ist es sicherlich sinnvoll, in der Diabetestherapie individuell zu verfahren. Man sollte die Stoffwechseleinstellung nicht zu großzügig handhaben, aber auch keine übertriebene und intensive Behandlung mit strengen Zielvorgaben durchführen.

Hypogylämie im Alter potentiell gefährlich

Die angestrebten Glukosewerte sollten so gewählt werden, daß der Patient im Alltag nicht überfordert und das Risiko einer Hypoglykämie möglichst gering gehalten wird. Gerade im Alter sind Unterzuckerungen aufgrund ihrer häufig verschleierten Symptomatik potentiell gefährlich und daher unbedingt zu vermeiden.

Das Medienereignis 1998 in der Diabetologie war zweifellos die Publikation der großen britischen Diabetes-Studie UKPDS (United Kingdom Prospective Diabetes Study [136]). Mit knapp 4000 Teilnehmern und 10 Jahren Follow-up lieferte sie die bislang umfangreichsten Langzeitdaten zur Therapie des Typ-II-Diabetes beim jüngeren Patienten. Für die betagten Diabetiker über 80 Jahre gibt sie allerdings nur wenige Informationen.

Auch wenn keine sensationellen Erkenntnisse herauskamen, macht die Studie doch eines deutlich: Eine gewissenhafte Blutzucker- und Blutdruckeinstellung bei Typ-II-Diabetes beugt insbesondere den mikrovaskulären Komplikationen vor. Unter intensivem Blutzucker-Management ging die Rate Diabetes-assoziierter Todesfälle um 10 Prozent zurück, und die Gesamtmortalität lag um 6 Prozent niedriger. Am beeindruckendsten war der positive Effekt einer guten Stoffwechselführung bei der diabetischen Retinopathie: 25 Prozent weniger Patienten mußten sich einer Laserkoagulation der Netzhaut unterziehen.

Gute Einstellung von Blutzucker und Blutdruck beugt mikrovaskulären Komplikationen vor

Auch in Sachen Blutdruck lassen die UKPDS-Daten keinen Zweifel: Eine sorgfältige Einstellung (auf Werte unter 150 mmHg systolisch und unter 85 mmHg diastolisch) senkte bei hypertensiven Typ-II-Diabetikern die Wahrscheinlichkeit Diabetes-assoziierter Todesfälle und Komplikationen und verzögerte die Progression der diabetischen Retinopathie und der nachlassenden Sehschärfe.

Nicht-medikamentöse Therapie
Alten Menschen fällt es erfahrungsgemäß schwer, ihre Ernährungsgewohnheiten grundlegend zu ändern. Insbesondere die häufig ausgesprochenen Diät-Empfehlungen sind zwar pathophysiologisch durchaus sinnvoll; im täglichen Leben lassen sie sich aber kaum durchsetzen. Davon abgesehen würde eine strenge Diät die Lebensqualität der Betroffenen beeinträchtigen. Der Arzt sollte also darauf hinwirken, daß sich ältere Diabetiker an die wichtigsten Prinzipien einer gesunden Ernährung (abwechslungsreich, ballaststoffreich, regelmäßige Mahlzeiten) halten und zuckerhaltige Lebensmittel nicht im Übermaß konsumieren. Nur wer mit sei-

Keine strenge Diät, sondern gesunde Ernährung

nem Blutzucker knapp oberhalb der Nierenschwelle liegt, bekommt den Rat, einfache Zucker zu meiden.

Der Versuch, im Rahmen eines Diätschemas die Aufnahme von Kohlehydraten zu beschränken und Zucker generell zu verbieten, würde nur dazu führen, daß der Eiweiß- und vor allem der Fettanteil in der Nahrung stark ansteigt. Dies hätte mittelfristig eine Gewichtszunahme und damit eine Verschlechterung des Stoffwechsels zur Folge. Hält man sich dann noch die durchschnittliche Kalorienaufnahme von geriatrischen Patienten vor Augen, macht es gar keinen Sinn, Energielieferanten wie die einfachen Zucker vom Speiseplan zu streichen.

Körpergewicht möglichst normalisieren

Grundsätzlich sollte man auch im fortgeschrittenen Alter eine Normalisierung des Körpergewichts anstreben; allerdings sind die Erfolge in der Regel eher bescheiden. Ein Versuch sollte von vornherein zeitlich limitiert sein und nicht endlos wiederholt werden.

Körperliche Bewegung im Rahmen der bestehenden Möglichkeiten ist zweifellos von Nutzen (beispielsweise „Walking", siehe Seite 146) und dient sowohl zur primären als auch zur sekundären Prävention. Die meisten Älteren werden allerdings aus physischen und/oder psychischen Gründen nicht auf Dauer regelmäßig Sport treiben können.

Medikamentöse Therapie

Unterschiedliche Therapieschemata

Neben Insulin steht heute eine ganze Reihe oraler Antidiabetika zur Verfügung. Es gibt die unterschiedlichsten Empfehlungen zu allen möglichen Stufentherapien. Allerdings ist bis heute nicht bewiesen, daß in der Behandlung betagter Menschen eines dieser Schemata tatsächlich überlegen ist. Möglicherweise treffen die Ergebnisse der oben angesprochenen UKPDS-Studie – bei jüngeren Typ-II-Diabetikern hängt der Erfolg lediglich von der Stoffwechselqualität, nicht aber von den verwendeten Medikamenten ab – auch auf ältere Patienten zu.

Sulfonylharnstoffe und verwandte Substanzen allein oder in Kombination sind primär meist effektiv. Eine ausreichende Wirksamkeit ist im allgemeinen nur für etwa vier Jahre gegeben, danach bedarf es der Umstellung auf Insulin.

Ob man sich bei der medikamentösen Therapie für eine Substanz mit langer (z. B. Amaryl), mittellanger (z. B. Glibenclamid) oder sehr kurzer Halbwertzeit (z. B. Repaglinide) entscheidet, muß individuell entschieden werden. Für Antidiabetika mit kürzerer Halbwertzeit scheint zu sprechen, daß Hypoglykämien weniger problematisch sind. Substanzen mit längerer Halbwertszeit haben den Vorteil, daß sie nur einmal täglich eingenommen werden müssen.

Bei Nüchtern-Blutzuckerwerten zwischen 200 und 300 mg/dl empfiehlt es sich, ein orales Antidiabetikum zu verordnen. Man sollte bevorzugt einen kurz wirksamen Sulfonylharnstoff einsetzen, wie etwa Liquidon in niedriger Dosierung [43]. Je nach Ansprechen auf die Therapie wird die Dosis jeweils nach ein bis zwei Wochen erhöht. Eine drastische Senkung langjährig erhöhter Blutzuckerwerte ist allerdings problematisch, da relative Hypoglykämien (Werte von 130 bis 90 mg/dl) entstehen können [114].

Bei Nüchternwerten zwischen 200 und 300 mg/dl ist ein orales Antidiabetikum indiziert

Gelingt es trotz maximaler Dosierung nicht, den Blutzucker unter die Nierenschwelle zu drücken, kann man den Sulfonylharnstoff eventuell mit einem anderen oralen Antidiabetikum kombinieren. Die Gabe von Metformin zeigt bei deutlich Übergewichtigen Vorteile. Als weitere Substanzgruppe stehen Disaccharidasehemmer zur Verfügung.

Oft werden Sulfonylharnstoffe bei älteren Diabetikern nicht eingesetzt, weil man hypoglykämische Zwischenfälle befürchtet. Einer prospektiven Doppelblindstudie zufolge, die Burge und Mitarbeiter [24] an Typ-II-Diabetikern durchführten, ist diese Sorge aber meist unbegründet.

Primärer Schutzmechanismus gegen Hypoglykämie scheint die Stimulation der Adrenalin-Sekretion zu sein. Diese physiologische Reaktion auf einen massiven Blutzuckerabfall bleibt jedoch bei manchen Patienten aus. Solche Diabetiker müssen vorab identifiziert werden.

Weitere Risikofaktoren für Hypoglykämien sind Alkoholgenuß, Nieren- und Leberleiden sowie akute Erkrankungen. Beachtet man diese Ausnahmen, stellen

Sulfonylharnstoffe auch für Ältere geeignet

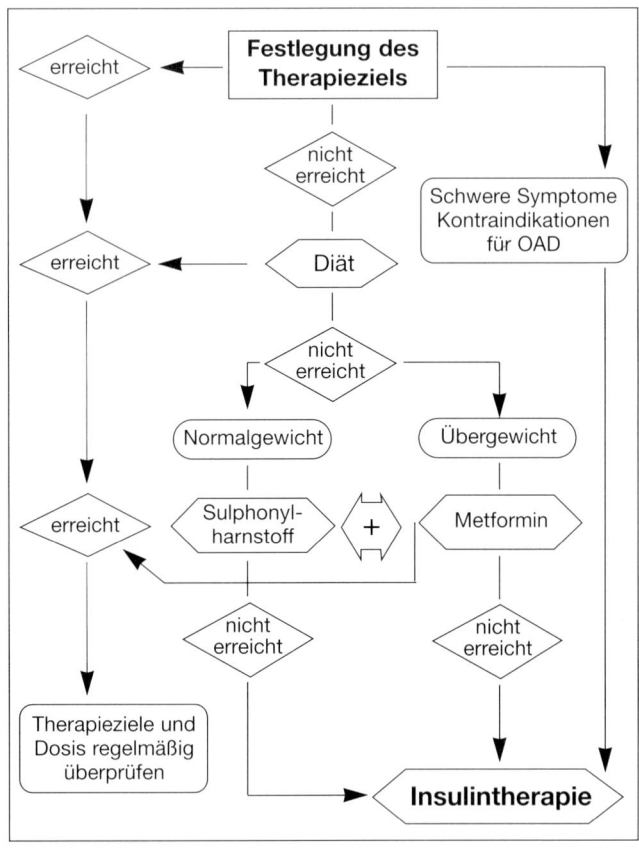

Abb. 12: Ablaufschema für mögliche Therapieschritte (nach [8]).

Sulfonylharnstoffe der zweiten Generation auch für ältere Diabetiker eine sichere Therapie dar.

Der Disaccharidasehemmer Metformin ist unter bestimmten Voraussetzungen kontraindiziert. Dazu gehören: relevante Herz-, Leber-, Lungen- und Nierenerkrankungen, katabole Zustände, eine Reduktionskost mit weniger als ca. 1.000 kcal, Alkoholprobleme, Fieber usw. Im Bedarfsfall muß man beim älteren Patienten niedriger als üblich dosieren. Die Anwendung von Metformin und verwandten Substanzen ist auch noch dadurch limitiert, daß sie häufig einen Meteorismus hervorrufen, der subjektiv oft als erheblich störend und nicht tolerierbar empfunden wird.

Ob, und wenn ja, mit welchen oralen Antidiabetika man eine Therapie beginnt, ist nicht die wesentliche Frage [8]. Es kommt vielmehr darauf an, wann man sie wieder beendet bzw. auf eine Insulintherapie umsteigt. Ausschlaggebend sind zum einen die zum Teil erheblichen Kontraindikationen und Nebenwirkungen. Zum anderen sollte das therapeutische Regime immer dann gewechselt werden, wenn innerhalb einer bestimmten Zeit (etwa 3 bis 6 Monate) das vereinbarte Therapieziel nicht oder nicht mehr erreicht wird (Abb. 12).

Die häufig geforderte Frühumstellung älterer Patienten auf Insulin steht im Widerspruch zu der berichteten relativen Insulinresistenz älterer Diabetiker [114]. Liegt der Nüchtern-Blutzucker jedoch über 300 mg/dl, muß Insulin eingesetzt werden. Man sollte mit einer handelsüblichen Mischung aus Normal- und Verzögerungsinsulin im Verhältnis 30/70 oder 25/75 beginnen. Zunächst bekommt der Patient morgens 12 Einheiten und abends 8 Einheiten gespritzt; dann wird die Dosis ganz langsam angepaßt, bis die Blutzuckerwerte mehrheitlich unterhalb der Nierenschwelle liegen. Den meisten wird sicher die zweimal tägliche Gabe einer festen Insulinmischung gerecht. Es gibt jedoch eine ganze Reihe älterer Menschen, die ihren Lebensabend noch sehr aktiv gestalten und nicht auf die höhere Flexibilität einer intensivierten Insulintherapie verzichten wollen.

Bei Nüchternwerten über 300 mg/dl muß Insulin eingesetzt werden

Diabetisches Spätsyndrom
Das diabetische Spätsyndrom führt im Alter häufig zu funktionellen Beeinträchtigungen, die sorgfältig erfaßt werden müssen (Geriatrisches Assessment, siehe Seite 25). Folgen der sensorischen Polyneuropathie, kombiniert mit Visuseinschränkungen, prädisponieren für Stürze. Die autonome Neuropathie kann die kardiovaskuläre Regulationsfähigkeit beeinträchtigen (Orthostase, Ruhetachykardie) und darüber hinaus gastrointestinale (Durchfälle, Obstipation, Magenentleerungsstörungen) oder urogenitale Symptome (erektile Impotenz, Blasenatonie) hervorrufen. Hinzu kommen häufige Manifestationen der Makroangiopathie (koronare Herzerkrankung, arterielle Verschlußkrankheit). Myokard-

Funktionelle Beeinträchtigungen müssen im Geriatrischen Assessment erfaßt werden

Häufige Krankheitsbilder bei älteren Patienten

Tab. 31: Differentialdiagnostik von peripheren Durchblutungsstörungen und diabetischer Polyneuropathie.

	arterielle Verschlußkrankheit	diabetische Polyneuropathie
Schmerz	belastungsabhängig	auch in Ruhe und nachts
Temperatur	kühl	warm und trocken
Hautfarbe	blaß	normal bis rosig
Fußpulse	abgeschwächt oder fehlend	gut tastbar
Blutfluß	reduziert	normal
Doppler-Index	< 0,8	> 0,8
Nerven	Reflexe und Sensibilität normal	verminderte Reflexe, Sensibilitätsstörungen
Läsion	Akren (schmerzhaft)	Ferse und Fußsohle (schmerzlos)

Ein Viertel der älteren Diabetiker weist sensible Defizite auf

Beschwerden äußern sich bevorzugt an den Beinen

infarkte verlaufen bei Diabetikern oft relativ symptomarm oder sogar klinisch stumm.

Die Prävalenz der Neuropathie beträgt beim älteren Diabetiker 58 Prozent; bei einem Viertel der älteren Typ-II-Diabetiker finden sich sensible Defizite [206]. Die klinischen Äußerungen der diabetischen Polyneuropathie sind vielgestaltig. Sie sind weder als Einzelsymptome noch als polyneuritisches Syndrom irgendwie krankheitsspezifisch. Häufig und damit charakteristisch ist die Symptomen-Trias sensible Reizerscheinungen, objektive Ausfälle in Gestalt einer Reflexabschwächung und verminderten Vibrationsempfindung sowie peripher-neurologische Störungen vegetativer Art.

Kennzeichnend ist weiterhin der bevorzugte Befall der Beine, das Auftreten der sensiblen Reizerscheinungen in der Nacht, in Ruhe und beim Liegen und der wellenförmig-chronische Verlauf mit einem Andauern der Symptome über Monate und Jahre. Der Komplex subjektiver Beschwerden umfaßt bei der Mehrzahl der Erkrankten ziehende bis stechende, zum Teil auch dumpf wühlende Schmerzen in der Lenden- oder Inguinalregion sowie an der Vorder- und Innenseite der Oberschenkel. Sie sind häufig einseitig betont und schlecht lokalisierbar. Daneben kommen mehr oberflächlich empfundene Kribbel- oder Kälteparästhesien, ferner brennende Fußsohlen („Burning Feet") vor.

Ein großer Teil der Patienten mit diabetischer Polyneuropathie leidet außerdem an Muskelkrämpfen in den Oberschenkeln und Waden. Die sensiblen Reizerscheinungen haben als Frühsymptom zu gelten und können zu Beginn der Erkrankung das Bild beherrschen. Weiterhin macht sich als Ausdruck beginnender motorischer Lähmungen subjektiv eine Schwäche und Schwere in den Beinen bemerkbar, verbunden mit einer rascheren Ermüdbarkeit beim Gehen.

Differentialdiagnostisch sind periphere arterielle Durchblutungsstörungen abzugrenzen (Tab. 31).

Die grundlegende Maßnahme bei der Prävention und Behandlung ist eine möglichst normoglykämische Stoffwechseleinstellung. Allerdings kann das Beschwerdebild mit erheblichen Sensibilitätsstörungen und quälenden Schmerzen auch bei guter Stoffwechselführung fortbestehen. Als zusätzliche therapeutische Maßnahme bietet sich die Gabe von Alpha-Liponsäure an [206], die aufgrund ihrer Eigenschaft als Radikalfänger in der Lage ist, den neuronalen Stoffwechsel zu verbessern.

Grundlegende Maßnahme: möglichst ormoglykämische Stoffwechseleinstellung

Zur symptomatischen Therapie von Schmerzzuständen bei symmetrisch sensibler Neuropathie können Carbamazepin (600 mg/d), Amitryptilin (100 mg/d) oder Imipramin (50 bis 100 mg/d) eingesetzt werden. Empfohlen werden auch immer wieder fettlösliche Vitamin-B-Präparate (Milgamma); ein überzeugender Wirkungsnachweis steht allerdings noch aus.

Diabetischer Fuß
Von herausragender Bedeutung für die Mobilität und damit auch für die Lebensqualität des älteren Patienten ist der diabetische Fuß; Diabetiker haben ein 35fach höheres Amputationsrisiko als Nicht-Diabetiker. Abgesehen von den Folgen ist die Prognose allein durch den Eingriff schon drastisch verschlechtert: Die Krankenhaussterblichkeit beträgt bei großen (Oberschenkel-) Amputationen 15 bis 25 Prozent. Nach einseitigen großen Amputationen können

Amputationsrisiko bei Diabetikern 35fach erhöht

Häufige Krankheitsbilder bei älteren Patienten

Tab. 32: Unterschiede zwischen gefäßbedingten/arteriosklerotischen und neurogenen („diabetischen") Ulzera.

Charakteristika des neurogenen diabetischen Ulkus	Charakteristika des gefäßbedingten/ arteriosklerotischen Ulkus
In der Anamnese seit langem bestehender Diabetes mellitus, zusätzlich Alkoholkonsum, weitere diabetische Spätschäden, schlecht eingestellter Blutzucker	In der Anamnese Risikofaktoren für Arteriosklerose wie Rauchen, Gicht, Erhöhung der Blutfette etc.
Warmer, rosiger Fuß	Kühler, bläulich-livider Fuß
Vom Aussehen her kräftiger Fuß	Schmaler Fuß, dünne Haut
Verstärkte Hornhautbildung,	Keine verstärkte Hornhautbildung
Ödemneigung, knöcherne und muskuläre Deformitäten	keine Ödeme, keine Deformitäten
Schmerzloses Geschwür an druckbelasteter Stelle	Schmerzhaftes Geschwür besonders an den Zehen, Ruheschmerzen oder Schmerzen beim Laufen
Gestörtes Schmerz- und Temperaturempfinden	Normales Schmerz- und Temperaturempfinden
Gestörtes Vibrationsempfinden	Normales Vibrationsempfinden
Im Röntgenbild frühzeitig Knochenschäden erkennbar	Im Röntgenbild normale Knochenstruktur

15 bis 25 Prozent, nach beidseitigen großen Amputationen 30 bis 100 Prozent der älteren Patienten nicht rehabilitiert werden; 30 bis 100 Prozent der Beinstümpfe sind auf Dauer nicht belastbar. Die meisten Amputationen ließen sich durch eine korrekte Diagnose und Therapie sowie durch geeignete Prophylaxemaßnahmen vermeiden.

Manifestationsformen

Drei Hauptformen des diabetischen Fußes

Drei Hauptformen des diabetischen Fußes werden unterschieden, das neuropathische Ulkus (50 Prozent), das ischämisch-gangränöse Ulkus (25 Prozent) und Mischformen aus Angio- und Neuropathie (25 Prozent).

Peripher sensible Manifestationen der diabetischen Neuropathie sind ein herabgesetztes Schmerz- und Tem-

Tab 33: Behandlungsstrategien beim neurogenen und gefäßbedingten Ulkus.

Neurogenes Ulkus	Gefäßbedingtes Ulkus
Konservative, d. h. operationsvermeidende Behandlung	Invasive Behandlung, d. h.operative Gefäßrekonstruktion (Bypass-Operation)
Ruhigstellung bis zur vollständigen Abheilung, Druckentlastung, adäquates orthopädisches Schuhwerk	Verbesserung der Durchblutung durch Gehtraining und Medikamente (rheologische Therapie), falls Gefäßrekonstruktion nicht möglich, Wattefuß
Entfernung von Hornhautschwielen und Blasen, chirurgisches und enzymatisches Débridement, Wunddrainage, feuchte Wundbehandlung	Chirurgisches und enzymatisches Débridement, feuchte Wundbehandlung
Schmerztherapie meist nicht erforderlich	Schmerztherapie
Grenzzonenamputation (falls erforderlich)	Grenzzonenamputation (falls erforderlich)

peraturempfinden sowie eine gestörte Tiefensensibilität. Ausgehend von Druckstellen (nicht wahrgenommen!), entstehen Läsionen besonders häufig im Bereich von Vorfußsohle (Malperforanz), Zehen, Großzeh- und Kleinzehballen und an der Ferse.

Während das ischämisch-gangränöse Ulkus vornehmlich an den Zehen lokalisiert ist, entwickelt sich das neuropathische Ulkus an den Stellen höchster Druckbelastung. Es verursacht keine Schmerzen, der Ulkusgrund ist häufig vital bei tastbaren Fußpulsen.

Im Gegensatz zum neuropathischen ist das ischämisch-gangränöse Ulkus häufig sehr schmerzhaft und hat eine schlechte Heilungstendenz. Schwärzliche nekrotische „Deckel" verbergen oft tiefgehende Läsionen. Die Fußpulse sind nicht tastbar.

Beim betagten Diabetiker finden sich häufig Mischbilder und in fortgeschrittenen Stadien auch Superinfektionen.

Mischbilder und Superinfektionen

Häufige Krankheitsbilder bei älteren Patienten

Diagnostisch muß geklärt werden, welche Form des Ulkus vorliegt, weil die Behandlung der Krankheitsbilder einander entgegengesetzte Elemente enthält, z. B. Belastung durch Gehtraining bei der arteriellen Verschlußkrankheit versus vollständige Druckentlastung und Schonung bei neuropathiebedingten Hautschädigungen. Bei Patienten mit Mischformen bestimmt die arterielle Verschlußkrankheit das weitere Vorgehen.

Behandlungsziel: Vermeidung einer Amputation, Abheilung der Wunde

Die Behandlung des Ulkus erfordert Geduld, wobei das Ziel aller Bemühungen in der Vermeidung einer Amputation und in der Abheilung der Wunde liegen muß. Die durchzuführenden Maßnahmen richten sich nach der Art des Ulkus (Tab. 33). Ein operativer Eingriff sollte beim älteren Patienten gründlich überlegt und auf keinen Fall voreilig durchgeführt werden. Zu berücksichtigen ist außerdem, daß sich diagnostisch fast immer an beiden Beinen Störungen nachweisen lassen, die sowohl neurogen als auch gefäßbedingt sind. Nach einer Amputation wird der verbliebene Fuß generell überlastet, was schnell zu einer Ausweitung der Vorschädigung führen kann.

Die lokale Therapie entspricht der in der Geriatrie üblichen Behandlung chronischer Wunden (siehe Dekubitus, Seite 98).

Abszesse chirurgisch eröffnen, nekrotisches Gewebe abtragen

Eine Ruhigstellung des betroffenen Beins läßt sich oft nicht vermeiden, weil auch die Ödemneigung durch entsprechende Lagerung behandelt werden muß. Sie darf aber nicht zu zusätzlichen Immobilisationsschäden führen. Abszesse müssen chirurgisch eröffnet und drainiert werde; nekrotisches Gewebe ist vorsichtig abzutragen.

Wichtiger als jede Behandlung ist die Verhütung des diabetischen Ulkus

Wichtiger als jede Behandlung ist die Verhütung des diabetischen Ulkus. Deshalb sollte gerade im Hinblick auf Durchblutungsstörungen und Neuropathie eine Risikoeinschätzung erfolgen, um den individuellen Gefährdungsgrad zu ermitteln. Alle für die Prävention erforderlichen Maßnahmen müssen ergriffen werden, wobei die systematische Schulung des Patienten und seiner Angehörigen ganz besonders wichtig ist. Zu beachten sind vor allem folgende Punkte:

- täglich Füße inspizieren (eventuell mit Hilfe eines Spiegels);
- zur Fußpflege keine scharfen Werkzeuge benutzen;
- Temperatur des Badewassers messen;
- keine Frottiertücher zum Trocknen verwenden (eventuell Fön);
- Haut geschmeidig halten (entsprechende Pflege);
- nicht barfuß gehen;
- nicht in Sandalen gehen;
- Schuhwerk regelmäßig auf Fremdkörper untersuchen;
- Druckstellen entlasten;
- bequemes Schuhwerk (orthopädische Schuhe) tragen;
- Nagelmykosen behandeln;
- Fußgymnastik.

Hypertonie

Die arterielle Hypertonie zählt zu den wichtigen und gut beeinflußbaren kardiovaskulären Risikofaktoren. Großangelegte Studien (z. B. SHEP 1991 [181], STOP 1991) belegen den Nutzen einer antihypertensiven Therapie bis zum 85. Lebensjahr. Aus den verschiedenen Untersuchungen geht hervor, daß man durch konsequente Behandlung des Bluthochdrucks auch bei betagten Patienten das Risiko tödlicher Myokardinfarkte sowie zerebraler Ereignisse senken kann. Neueren Studien zufolge lassen sich auch dementielle Erkrankungen durch eine antihypertensive Therapie in gewissem Umfang verhindern [54].

Nutzen einer antihypertensiven Therapie bis zum 85. Lebensjahr belegt

So nimmt die Behandlung der arteriellen Hypertonie eine Schlüsselrolle in der Prophylaxe wichtiger Krankheitsbilder älterer Patienten ein. Trotzdem werden viele nur unzureichend behandelt. Diese allgemein bekannte Tatsache wurde zuletzt wieder in einer amerikanischen Untersuchung bei älteren Männern mit erhöhtem Blutdruck dokumentiert [10]. Von den mindestens 16 Mio. Hypertonikern in Deutschland weiß nur jeder zweite von seiner Erkrankung, und nur ein Viertel aller Hochdruckkranken ist richtig eingestellt [4a].

Viele Hypertoniker werden nur unzureichend behandelt

Tab. 34: Pharmaka mit Nebenwirkung Hypertonie.

Alkohol: Neben einer Störung des Elektrolythaushaltes beruht eine Blutdrucksteigerung auch auf einer stärken zentralen sympatho-adrenergen Aktivierung.
Antirheumatika (NSAR): Hauptsächlich nach längerer Applikation von Arylessigsäure- und Phenylbutazon-Derivaten, z. T. auch unter Ibuprofen, können hypertensive Reaktionen auftreten. Ursächlich liegen Natrium- und Wasserretention sowie eine verminderte Vasodilatation vor.
Glukokortikoide und ACTH: Blutdrucksteigerungen beruhen auf Elektrolytstörungen (Hypokaliämie, Natriumretention) und Wasserretention; diese Nebenwirkung sieht man vorzugsweise bei Steroiden mit Mineralkortikoidwirkung.
Östrogene, Gestagene, Kontrazeptiva: Es entwickelt sich eine Natrium- und Wasserretention, die letztlich zu hypertensiven Reaktionen führen.
Vasopressin: Infolge vasokonstriktorischer Wirkung kommt es nach höherer Dosierung häufiger zu Blutdruckerhöhungen. Zudem findet eine Wasserretention statt, die sich bis zu einer Wasserintoxikation steigern kann.
Laxantien: Die salinischen Abführmittel Bitter- und Glaubersalz können eine Natriumretention, einen Kaliumverlust, eine Ödembildung und Hypertonie bewirken.
Sympathomimetika: Genannt seien hier Adrenalin, Noradrenalin, Ethylephrin und Norfenephrin. Diese Pharmaka entfalten eine stimulierende Wirkung sowohl auf alpha- als auch auf betaadrenerge Rezeptoren.
Ulkusmittel: Carbenoxolon führt zu Blutdruckerhöhungen durch verstärkte Salz-und Wasserretention.

Erhöhte Blutdruckwerte finden sich in der Altersgruppe der über 65jährigen besonders häufig. Dabei ist der systolische Blutdruck, vor allem aber die Differenz zwischen systolischem und diastolischem Blutdruck, möglicherweise gerade bei Älteren ein wichtiger Prädiktor hinsichtlich kardiovaskulärer Ereignisse [137, 130].

Hypertonie im Rahmen der Multimedikation
Im Rahmen einer im Alter häufig notwendigen Multimedikation kann es durchaus vorkommen, daß eine bestehende Hypertonie durch Absetzen eines Medikaments positiv beeinflußt wird. Manche Arzneimittel rufen nämlich eine Erhöhung des Blutdrucks hervor, die

auf verschiedenen Wirkmechanismen beruhen kann. Die Mehrzahl der betreffenden Pharmaka verursacht eine Natriumretention mit Ödembildung und nachfolgender hypertoner Entgleisung. Arzneimittel mit Beta-1-sympathomimetischer Eigenschaft erhöhen das Schlagvolumen und die Herzfrequenz. Andere Substanzen schließlich führen zu einer Vasokonstriktion mit erhöhtem peripheren Widerstand.

Arzneimittel können den Blutdruck erhöhen

In Tabelle 34 wird auf einige Pharmaka hingewiesen, die – besonders bei längerer Einnahme – als Nebenwirkung eine Blutdrucksteigerung bedingen können. Bei Hypertonikern ist dann entweder mit einer weiteren Blutdruckerhöhung oder mit einer verminderten Wirkung der antihypertensiven Medikation zu rechnen [50].

Diagnostik

Bei Verdacht auf eine Hypertonie muß zuerst ein sekundärer Bluthochdruck ausgeschlossen werden. Vor einer Therapieentscheidung empfiehlt sich die 24-Stunden-Messung oder die regelmäßige Selbstmessung zu Hause, um tageszeitliche Schwankungen und den besonders bei älteren Patienten häufig anzutreffenden „Weißkitteleffekt" auszuschalten. Als Normwert gilt in beiden Fällen ein Blutdruck von 135/85 mmHg im Tagesmittel – mit einem Blutdruckabfall von 10 bis 15 Prozent in der Nacht.

Zuerst sekundären Bluthochdruck ausschließen

Wie Warentests ergeben haben, sind Handgelenks- und Oberarmmeßgeräte für die Selbstmessung prinzipiell gleich gut geeignet. Die Bedienungsfreundlichkeit der Geräte variiert allerdings beträchtlich. Um zuverlässige Meßwerte zu erhalten, sollte man den Patienten am besten gleich in der Praxis mehrere Geräte ausprobieren lassen.

Therapie

Auch beim Betagten bis etwa 85 Jahre sollte unbedingt ein Zielblutdruck unter 140/90 mmHg angestrebt werden. Dabei kann es bis zu 6 Monate in Anspruch nehmen, bis man den Patienten auf diese Werte eingestellt hat. Auch wenn sie nicht erreicht werden, läßt sich den vorliegenden Studien zufolge durch eine antihypertensi-

Auch beim Betagten ist ein Zielwert unter 140/90 mmHg anzustreben

145

ve Therapie die Morbidität bzw. Mortalität reduzieren. Der letzte „Feinschliff" der Blutdruckeinstellung (z. B. Senkung des diastolischen Blutdrucks unter 85 mmHg statt 90 mmHg), scheint keine statistisch signifikante Verbesserung mehr zu bringen. Zwar ergab sich in der 1998 publizierten HOT-Studie bei einem Zielblutdruck von 138,5/82,6 mmHg rein rechnerisch die größte Risikoreduktion kardiovaskulärer Ereignisse – die Unterschiede waren jedoch minimal. Die Gesamtmortalität zeigte bei niedrigeren Blutdruckwerten sogar eine leicht steigende Tendenz.

Ähnliches gilt offensichtlich für die isolierte systolische Hypertonie, die man bei bis zu 50 Prozent der älteren Patienten finden kann. In den beiden hierzu vorliegenden Studien (der amerikanischen SHEP- und der europäischen SYST-EUR-Studie, 1997) – wurde der systolische Wert medikamentös von jeweils rund 170 auf 143 bzw. 151 mmHg gesenkt. Die Zahl der Schlaganfälle verringerte sich dadurch um 36 bzw. 42 Prozent, obwohl die Norm-Zielwerte nicht erreicht wurden. Auch die Zahl der kardialen Ereignisse ging signifikant zurück.

Bei über 80jährigen spricht mehr für als gegen eine Behandlung

Für ältere Patienten bis 85 Jahre steht der Nutzen einer behutsamen Blutdrucksenkung unter Berücksichtigung des kardiovaskulären Risikos außer Frage, und eine gut tolerierte Medikation sollte sicherlich auch über dieses Alter hinaus weitergeführt werden. Inwieweit man nach dem 85. Lebensjahr mit einer antihypertensiven Therapie beginnen sollte, muß im Einzelfall vom klinischen Bild abhängig gemacht werden. Es spricht auch in der Gruppe der über 80jährigen mehr für als gegen eine Behandlung [75].

Erfahrungsgemäß gibt es in der Praxis immer wieder ältere Patienten, die eine Blutdrucksenkung unter 90 mmHg diastolisch bzw. auf 100 bis 160 mmHg systolisch nicht tolerieren, weil sie unter Umständen bereits irreversible Gefäß- oder Organschäden davongetragen haben. Solche Patienten werden häufig von der Teilnahme an klinischen Studien ausgeschlossen. In derartigen Fällen wird man entsprechend der Befindlichkeit therapieren müssen und die gemessenen Blutdruckwerte nicht in den Vordergrund stellen.

Die Deutsche Liga zur Bekämpfung des hohen Blutdruckes hat für die Therapie beim älteren Hypertoniker folgendes Schema erstellt:
1. **Gewichtsreduktion, diätetische Maßnahmen.** Die Datenlage über den Effekt diätetischer Maßnahmen bei hochbetagten Hypertonikern (im 7. und 8. Lebensjahrzehnt) war bisher unklar. Nun hat eine amerikanische Studie [202] die Machbarkeit, Effizienz und Sicherheit diätetischer Interventionen bei 875 Männern und Frauen im Alter zwischen 60 und 80 Jahren mit systolischer (über 145 mmHg) und diastolischer (über 85 mmHg) Hypertonie überzeugend nachgewiesen. So eindrucksvoll solche Ergebnisse sind, so zweifelhaft ist es, daß diätetische Verfahren bei Hochbetagten tatsächlich weite Verbreitung finden. Dazu kommt noch, daß ein hoher Anteil der älteren Menschen mangelernährt ist; solche Patienten wurden nicht in die oben erwähnte Studie aufgenommen.

Diätetische Maßnahmen sind zwar wirksam, aber nicht unbedingt praktikabel

Zu diskutieren bleibt auch, inwieweit die allgemeine Empfehlung einer kochsalzarmen Ernährung als Basistherapie des Hypertonus automatisch auf ältere Menschen übertragen werden kann. Eine kochsalzarme Diät kann gerade bei höher betagten Menschen zu einer deutlichen Verringerung des ohnehin reduzierten Durstgefühls führen und damit einer Exsikkose Vorschub leisten. Diese kann zum Beispiel durch Saluretika im Rahmen der antihypertensiven Therapie noch verstärkt werden.

Kochsalzarme Ernährung bei höher Betagten problematisch

2. **Körperliche Bewegung, zum Beispiel „Walking".** Einem älteren Patienten mehr Bewegung schmackhaft zu machen, ist in der Regel schwierig – nicht etwa, weil der gute Wille fehlt, sondern weil die meisten Sportarten den untrainierten Älteren einfach überfordern. „Walking" gilt als „sanfte" Alternative zum Joggen und eignet sich deshalb besonders gut für Übergewichtige und Patienten mit orthopädischen Erkrankungen (z. B. Hüftprothesen). In Untersuchungen an untrainierten Frauen konnte gezeigt werden, daß ein mehrmonatiges Training die kardiovaskuläre Leistungsfähigkeit deutlich verbessert. Je kräftiger man dabei ausschreitet, desto besser. Aber selbst ein eher mäßiges Gehtempo

„Walking" – eine sanfte Alternative zum Joggen

von knapp 5 km/h, das noch nicht ausreicht um das Herz zu trainieren, kann das kardiovaskuläre Risiko vermindern, weil es das LDL senkt und das HDL in die Höhe treibt.

Voraussetzung ist wie bei jedem Gesundheitssport das regelmäßige Training. Der Ältere sollte alle zwei Tage für 45 bis 60 Minuten „walken", damit das Herz wirklich etwas davon hat. Für betagtere Patienten mit eher geringer Belastbarkeit (unter 2 Watt/kg Körpergewicht) empfehlen die Sportmediziner ein Gehtempo von 5 bis 6 km/h.

Training langsam aufbauen

Nicht jeder wird in der Lage sein, diese Vorgaben sofort zu erfüllen – für einen älteren Menschen sind 5 bis 6 km/h schon ein ziemlich flottes Marschtempo. Es kann deshalb sinnvoll sein, das Training langsam aufzubauen, beginnend etwa mit 15 bis 20 Minuten Walking, unterbrochen von Gehpausen.

3. Medikamentöse Therapie. Bei Personen mit einem mehrfach bestätigten diastolischen Blutdruck von 90 mmHg und darüber und isolierten systolischen Werten über 140 mmHg ist eine medikamentöse Behandlung indiziert. Therapieziel ist die Senkung des diastolischen Blutdrucks unter 90 mmHg und des systolischen Blutdrucks unter 140 mmHg.

Am Anfang vorzugsweise Diuretika verordnen

Am Anfang sollte man Diuretika den Vorzug geben, da diese Wirkstoffe sich einerseits in der Therapie bewährt haben und andererseits in großen Studien (SHEP, STOP) unter Beweis gestellt haben, daß sie die kardiovaskuläre Mortalität und Morbidität vermindern können. Der ohnehin zur Exsikkose neigende ältere Patient darf allerdings nicht durch exzessive Ausschwemmung zusätzlich belastet werden. Daher sind Thiazid-Analoga, wie z. B. Indapamid, den Saluretika und Thiaziden vorzuziehen.

Problem: Compliance

Ein besonderes Problem bei der medikamentösen Therapie im Alter stellt die Compliance dar. So ergab eine 1994 in England durchgeführte Erhebung: Nur etwa die Hälfte aller Hypertoniker nahm die verordneten Medikamente ein [87]. Bezüglich der Kontinuität gab es kaum Unterschiede zwischen den Substanzklassen (Diuretika und Kalziumantagonisten: je 41 Prozent, Betablocker: 49 Prozent, ACE-Hemmer: 45 Prozent).

Eine neuere Studie aus den USA mit knapp 22.000 Hypertonikern erbrachte etwas günstigere Ergebnisse, wobei den Diuretika mit 38 Prozent die geringste Therapietreue bescheinigt wird; Betablocker kamen auf 43 Prozent, Kalzium-Antagonisten auf 50 Prozent, ACE-Hemmer auf 58 Prozent und Angiotensin-II-Rezeptor-Antagonisten auf 64 Prozent [16].

Bei der medikamentösen Therapie des älteren Hypertonikers sind folgende Grundregeln zu beachten:

Beim Älteren sollte der Blutdruck langsam (innerhalb von Wochen bis Monaten) gesenkt werden

▶ Vorsichtige, langsame Blutdrucksenkung (über Wochen bis Monate), d. h. Behandlungsbeginn mit niedrigen Dosen und bei unzureichender Wirkung nur allmähliche Dosissteigerung oder Übergang auf eine niedrig dosierte Kombination
▶ Möglichst einfaches Therapieschema
▶ Berücksichtigung der Multimorbidität des älteren Patienten und der gesamten Medikation
▶ Regelmäßige Blutdruckkontrollen auch im Stehen. Wenn der Blutdruck im Stehen deutlich niedriger ist als im Sitzen, sollten die Antihypertensiva entsprechend den im Stehen ermittelten Werten dosiert werden. Der orthostatische Blutdruckabfall sollte 30 mmHg nicht überschreiten.
▶ Regelmäßige Kontrolluntersuchungen mit Fragen nach subjektiven Nebenwirkungen der Therapie, Laborkontrollen, vor allem von Kalium, Kreatinin und Glukose im Serum.
▶ Bei Störungen des Allgemeinbefindens unter der Behandlung oder beim Auftreten von Nebenwirkungen sollte auf eine Normalisierung des Blutdrucks verzichtet bzw. die medikamentöse Therapie geändert oder beendet werden.

Aus dem klinischen Alltag bleibt festzuhalten, daß das Risiko der Orthostase unter antihypertensiver Therapie beim älteren Menschen häufig unterschätzt bzw. übersehen wird. Die Orthostase stellt einen der häufigsten Gründe für medikamenteninduzierte Stürze im Alter dar.

Risiko der Orthostase wird häufig unterschätzt

Einer der wenigen Fälle, in denen möglicherweise eine drastische Blutdrucksenkung indiziert ist, ist die hypertensive kardiale Dekompensation. In der Akutphase

Häufige Krankheitsbilder bei älteren Patienten

Tab. 35: Antihypertensiva-Therapie und „Begleiterkrankung" (nach [3]).

Antihypertensiva-Gruppe	„Begleiterkrankung"	Herzinsuffizienz	Herzinsuffizienz bei stenos. Vitien	Koronare Herzkrankheit	Bradykarde Rhythmusstörg. AV-Bl.	Periphere art. Durchblutungsstörg.	orthostat. Hypotonie, Stürze	Niereninsuffizienz	Nierenarterienstenose	Diabetes mellitus	obstruktive Lungenerkrankung	Immunolog. Erkrankungen	Depression	Hirnleistungsstörungen	Benigne Prostatahyperplasie	Harninkontinenz
Diuretika																
Thiazide		+	+					(-)	–	(-)						(-)
Amaloga (z. B. Indapamid)								+	+	+	+					
Schleifendiuretika		+	+					(-)	+	(-)						(-)
Kaliumsparer		+	+					(-)	–							(-)
Betablocker																
Beta-1-selektiv		(-)	(-)	+	–	(-)				(-)	(-)	(-)				
nicht selektiv		(-)	(-)	+	–	–				(-)	–	(-)				
Kalziumantagonisten																
Dihydropyridine, langwirkend						(+)	+	+								
Diltriazem, Verapamil und ähnliche		(-)	(-)	+	–											
ACE-Hemmer		+	(-)	+			+	+	(-)	+	(-)	(-)				
Angiotensin-1-Rezeptor-antagonisten		(+)	(-)				+		(+)	(-)						
Alpha-1-Blocker		(-)				+	–								+	(-)
Reserpin					+	(-)							–	(-)		
Clonidin, Moxonidin					–	(-)	(-)							(-)	(-)	

Legende: - : Kontraindikationen.
(-): Anwendungsbeschränkungen.
+: vorzugsweise Anwendung.
(+): Vorteile wahrscheinlich.
(nach Anlauf 1998 ergänzt)

von zerebralen Ereignissen gilt dieses Vorgehen heutzutage als kontraindiziert.

Differentialtherapie wegen Multimorbidität

Blutdrucksenkende Medikamente besonders sorgfältig auswählen

Aufgrund der hohen Inzidenz von Begleiterkrankungen müssen die geeigneten blutdrucksenkenden Medikamente bei älteren Patienten besonders sorgfältig ausgewählt werden (siehe Tab. 35).

Hypertonie und Diabetes mellitus treten häufig gemeinsam auf. Beim Typ-II-Diabetes (siehe Seite 132) beträgt die Prävalenz der Hypertonie bis zu 70 Prozent. Hier besteht oft ein Bluthochdruck ohne Zeichen einer klinisch manifesten Nephropathie. Bei älteren Typ-II-Diabetikern ist das Auftreten einer isolierten systolischen Hypertonie besonders häufig.

Tips für die altengerecht ausgestattete und geführte („seniorenfreundliche") Praxis

Im Umgang mit älteren Patienten sieht man sich oftmals mit Fragestellungen oder Problemen konfrontiert, welche die rein medizinische Versorgung übersteigen. Beispielhaft sei hier an Krankheitsbilder wie Prostatahyperplasie oder Schwindel erinnert. Wie Untersuchungen zeigen, liegt das Durchschnittsalter dieser Patienten deutlich über 60 Jahren. Aus Umfragen unter niedergelassenen Kollegen und wissenschaftlichen Studien hat sich eine Reihe von Empfehlungen für eine „seniorenfreundliche Praxis" ergeben.

Viele Fragestellungen gehen über die medizinische Versorgung hinaus

Sich bewußt auf die Eigenheiten und Probleme älterer Menschen einzustellen, führt erfahrungsgemäß zu mehr Zufriedenheit – nicht nur beim älteren Patienten, sondern auch beim Praxisteam und dem Arzt selbst. Auch ethische und wirtschaftliche Erwägungen sprechen für eine solche Praxisausrichtung.

Für die Versorgung speziell geriatrischer Patienten stehen allerdings keine höheren Finanzmittel zur Verfügung; d. h. das Engagement für diese Patientengruppe wird nicht durch das Budget honoriert. Trotzdem sollte man sich verstärkt um die Älteren bemühen. Denn nur so ist es möglich, auch in der eigenen Praxis im Einklang mit den gesellschaftlichen Notwendigkeiten zu handeln [208].

Das Engagement für ältere Patienten ist eine gesellschaftliche Notwendigkeit

Vieles, was im Hinblick auf eine „seniorengerechte Praxis" vorgeschlagen wurde und wird, läßt sich relativ einfach und ohne Investitionen realisieren. Dies trifft insbesondere für die Bereiche Kommunikation und Organisation zu. Änderungen bei der Einrichtung und räumlichen Gestaltung sind schon etwas schwieriger umzusetzen; manches läßt sich aber mit vergleichsweise geringem Aufwand verbessern.

Häufige Krankheitsbilder bei älteren Patienten

Keine Abstriche bei Zuwendung und Freundlichkeit

Alle Anregungen werden jedoch kaum realisierbar sein; ökonomische Zwänge setzen auch hier Grenzen. Zu Abstrichen bei Zuwendung und Freundlichkeit sollte es aber nie kommen.

Praxisteam und Patient
Ohne Zweifel kommt der Interaktion von Praxisteam und Patient besonders große Bedeutung zu. Wie immer Ausstattung und Organisation beschaffen sein mögen – der ausschlaggebende Faktor für eine adäquate Betreuung älterer Menschen sind Zuwendung, Freundlichkeit und Verständnis.

Besonders wichtig ist die Interaktion zwischen Praxisteam und Patient

Der Patient möchte sich angenommen, verstanden und „wie in einer guten Familie" aufgehoben fühlen. Um dies gewährleisten zu können, sollte man sich an einigen Grundregeln orientieren:

Der Patient möchte sich angenommen und aufgehoben fühlen

▶ Liebevolle Zuwendung, ruhiger Umgang, viel Mitgefühl und Empathie
▶ Geduld, Geduld, Geduld!
▶ Man muß nicht jedes Wort auf die „Goldwaage" legen. Im Umgang mit älteren Patienten sind Nachsicht und Toleranz gefragt. Man sollte immer auch daran denken: Vergeßlichkeit ist eine Krankheit!

Der ältere Mensch muß ernst genommen und respektiert werden, auch wenn er „schrullig" wirken sollte. So muß man auch akzeptieren, wenn beispielsweise ein 90jähriger bestimmter Therapiemaßnahmen überdrüssig ist.

Geh- und Sehbehinderten Hilfe anbieten

Geh- und sehbehinderten Patienten sollte man bereits beim Empfang sowie beim An- und Auskleiden Unterstützung anbieten. Aber Vorsicht: Nicht an der falschen Stelle „betütteln"! Selbständigkeit und Alltagskompetenz sollten erhalten bleiben und soweit wie möglich gefördert werden.

Besonders wichtig ist es, mit dem älteren Patienten in angemessener Weise zu sprechen: Auf keinen Fall darf man über seinen Kopf hinweg mit Angehörigen oder anderen Personen ein Gespräch führen.

Niemals sollte die entmündigende und entwürdigende Anrede „Oma", oder „Opa" gebraucht werden. Tabu ist auch das vereinnahmende „wir" („Müssen wir jetzt mal zur Toilette?").

Um mit dem einzelnen Patienten richtig umgehen zu können, muß man über seine Behinderungen und Funktionseinbußen informiert sein. Individuelle Behinderungen sollten in den Unterlagen vermerkt werden – mit auffälligen Vermerken (z. B. Demenz oder Inkontinenz) auf der Karteikarte sollte man allerdings äußerst vorsichtig sein. Zwar helfen sie dem Team, sich auf den Patienten einzustellen; sie können aber auch stigmatisieren. Man muß immer damit rechnen, daß auch einmal der Patient selbst seine Karteikarte zu Gesicht bekommt!

Arbeit im Praxisteam
Eine auf den Älteren ausgerichtete Praxis ist vor allem durch eine innere Haltung charakterisiert! Diese muß ohne Zweifel auch erarbeitet werden, zumal gerade bei jüngerem Praxispersonal keine Erfahrungen mit behinderten und oft „schrulligen" älteren Menschen vorausgesetzt werden können. Teamgespräche, Schulungen und geeignete Informationen fördern das Verständnis. Die Einstellung gegenüber dem älteren Patienten ist ein Entwicklungsprozeß.

Innere Haltung muß auch erarbeitet werden

Gespräche im Praxisteam sollten regelmäßig stattfinden. Dabei können beispielsweise folgende Fragen erörtert werden:
▶ Was klappt in unserem Team besonders gut?
▶ Was könnten wir noch verbessern?
▶ Welche Problemsituationen gab es, wo bestehen Unsicherheiten?
▶ Wie soll im individuellen Fall verfahren werden?
▶ Welche Anregungen sind vom Patienten ausgegangen?

Terminvergabe
Bei der Terminvergabe sollte man flexibel sein und die Fahrpläne öffentlicher Verkehrsmittel berücksichtigen. Am besten hängt man die Pläne in der Praxis aus.

Auch der Zeitplan begleitender Angehöriger ist in Betracht zu ziehen. Wenn nichts dagegen spricht, sollten die Termine in die Zeit zwischen 9.00 Uhr und 16.00 Uhr

Termine am besten zwischen 9.00 und 16.00 Uhr

Häufige Krankheitsbilder bei älteren Patienten

gelegt werden. So umgeht man die jahreszeitliche Dunkelheit und vermeidet Überschneidungen mit der Hauptbesuchszeit Berufstätiger. Man sollte auch daran denken, daß viele ältere Patienten in der Zeit zwischen 10.30 und 12.30 Uhr unangemeldet erscheinen. Hier sollten keine überlangen Wartezeiten entstehen.

Wichtig ist auch die Erreichbarkeit am Telefon (dreimal läuten ist genug); der Umgangston sollte immer zugewandt sein („Lächeln hört man!").

Termine immer schriftlich vereinbaren

Termine sollten stets in Schriftform vereinbart werden; auch telefonisch vereinbarte Termine sind schriftlich zu bestätigen. Die Portokosten rentieren sich, da so Besuche zur Unzeit vermieden werden.

Wenn Termine versäumt werden, sollte man sich telefonisch nach den Gründen erkundigen. Damit macht man Fürsorge für den Patienten deutlich und kann schwerwiegende Probleme ausschließen.

Sehr alte Patienten bestellt man am besten außerhalb der regulären Sprechzeiten; im Einzelfall kann auch ein Hausbesuch angebracht sein.

24-Stunden-Bereitschaft
Älteren Patienten, denen die Arbeits- bzw. Öffnungszeiten der Praxis oft nicht geläufig sind, sollte deutlich gemacht werden, daß man immer für sie da ist. Hilfreich kann hier ein Anrufbeantworter mit eigener Nummer und 24-Stunden-Bereitschaft sein. Man kann dem Patienten sagen: „Dieser Anrufbeantworter ist immer für sie da. Er wird auch während der Praxiszeit abgehört. Sie können ihre Wünsche nach Hausbesuch, Rückruf, Sprechstundentermin, Rezept und Überweisung jederzeit darauf sprechen".

Praxis-Urlaubszeiten

Urlaubszeiten drei Wochen vorher schriftlich vereinbaren

Für den älteren Patienten ist die Erreichbarkeit des Arztes immer besonders wichtig. Deshalb sollte man ihm die Telefonnummer und Adresse der eigenen und der häufig einzusetzenden Vertretungspraxis schriftlich mitgeben. Als besonders kritisch sind Urlaubszeiten anzusehen. Damit der Patient nicht unnötig verunsichert wird, sollte man ihn bereits drei Wochen vorher schriftlich informieren und genaue Angaben zur Urlaubsdauer, zur Vertretungspraxis, zum Notfalldienst und zum ersten Tag der Wiedereröffnung machen.

Hausbesuche
Bei älteren Patienten, die unter Behinderungen leiden, sollte man Hausbesuche großzügig anbieten und dabei Maßnahmen wie Blutentnahme und EKG-Registrierung einplanen. Der Hausbesuch bietet die Gelegenheit, das häusliche Umfeld kennenzulernen, und man sollte sich auch Zeit für Gespräche mit Angehörigen nehmen. Schwerbehinderte mit überwachungsbedürftigen Krankheiten sollten regelmäßig zu gleichen Zeiten besucht werden.

Neben dem Routine- und dem Notfallbesuch kann auch ein „diagnostischer Hausbesuch" erforderlich sein. Dabei geht es nicht um die Befunderhebung beim Patienten, sondern vielmehr um die Exploration seines Lebensumfeldes [44]. Da sich die häuslichen Gegebenheiten mit abnehmendem Bewegungsradius um so stärker auswirken, sollten die Spielräume für mögliche Verbesserungen abgeklärt werden. Oft tragen schon banale Hilfen dazu bei, daß ein behinderter Mensch in seinem gewohntem Umfeld bleiben kann und nicht in eine Heimpflege ausweichen muß. Hierzu zählen Toilettensitzerhöhungen, Haltegriffe, Toilettenstuhl, Rolator, Duschhocker oder Badewannenlifter und der Rollstuhl. Auch eine Erhöhung des Bettes, die Einrichtung eines Hausnotrufsystems, die Entfernung von Teppichen als Stolperkanten usw. sind sinnvolle Veränderungen, die im Einzelfall durch den diagnostischen Hausbesuch veranlaßt werden können.

Wichtiger Bestandteil eines jeden Hausbesuchs ist das Gespräch mit dem Patienten selbst oder seinen Angehörigen bzw. Betreuern. Dabei sollte nach dem Tagesablauf, den vegetativen Funktionen, der Beweglichkeit, der Sinneswahrnehmung, der Kontinenz, dem Ernährungs- und Trinkverhalten und eventuellen Stürzen gefragt werden. Hierdurch lassen sich Veränderungen des Zustands einschätzen. Insbesondere bei pflegebedürftigen oder gar bettlägerigen Patienten sind die Angehöri-

Beim „diagnostischen Hausbesuch" wird das Lebensumfeld des Patienten exploriert

gen bzw. Pflegepersonen in die Gespräche einzubeziehen.

Zusammenarbeit mit Pflegekräften

Zusammenarbeit setzt gegenseitige Akzeptanz voraus

Eine Zusammenarbeit mit den Pflegekräften, die den Patienten zu Hause mitbetreuen, ist wünschenswert und sinnvoll. Sie hilft zum einen, Unsicherheiten und Berührungsängste abzubauen, zum anderen können Beobachtungen des Pflegepersonals dem Arzt wertvolle Hinweise für das diagnostische oder therapeutische Vorgehen liefern.

Aus diesem Grund haben die Hausärzte in Unna eine ärztliche Betreuungsgesellschaft gegründet, die Rahmenbedingungen in der Zusammenarbeit mit den Pflegediensten absteckt [44]. Die Ärzte geben dabei Minimalvorgaben an Pflegedienste, die auf eine Zusammenarbeit Wert legen. In Pflegekonferenzen können sich Ärzte und Pflegekräfte über Probleme der gemeinsam betreuten Patienten informieren und austauschen. Auch gemeinsame Fortbildungen haben einen gebührenden Platz in diesem Konzept. Im Prinzip hat aber jede einzelne Praxis die Möglichkeit, intensiv mit Sozialstationen und privaten Pflegediensten zusammenzuarbeiten. Dies kann allerdings nur in gegenseitiger Akzeptanz und Anerkennung funktionieren.

Medikamentengabe

Mangelnde Compliance hat viele Ursachen

Das Ergebnis einer medikamentösen Therapie wird in großem Maße durch den Faktor Compliance bestimmt. Die nicht korrekte Einnahme von Arzneimitteln kann beim multimorbiden älteren Patienten, der meist auch mit einer Polypharmakotherapie versorgt ist, schwerwiegende gesundheitliche Folgen haben. So schätzen etwa Sullivan et. al. [190], daß 10 bis 20 Prozent aller Krankenhauseinweisungen mit der Medikamenteneinnahme älterer Patienten zusammenhängen. Als wesentliche Ursachen für die Non-Compliance können unter anderem folgende Sachverhalte identifiziert werden: abnehmende Sehkraft, Nachlassen der manuellen Geschicklichkeit (z. B. Schwierigkeiten beim Teilen von Tabletten oder Öffnen von Flaschen) und nicht zuletzt

Tab. 36: Beispiel für einen Medikamentenplan.

Patient				Arzt			
Pflegedienst							
Datum	Medikament	morgens	mittags	abends	durch Arzt geführt	geändert	

kognitive Einbußen. Häufig muß hier in der häuslichen Betreuung auf die Zusammenarbeit mit ambulanten Pflegediensten zurückgegriffen werden.

Dabei können Medikamenten-Dokumentationsblätter hilfreich sein. Auf ihnen wird mit Datum jede Veränderung der Medikation durch den Arzt und die Verabreichung durch die Pflegekraft festgehalten. Ein Dokumentationssystem, das sowohl dem Arzt als auch den Pflegekräften zugänglich ist, sollte grundsätzlich eingeführt werden. Es dient der Information, aber auch der Nachrichtenübermittlung und stellt gleichzeitig eine Qualitätskontrolle dar.

Dokumentation dient auch der Qualitätskontrolle

Sprechstunde

Ältere, und vor allem Gehbehinderte sollten nicht anonym über die Sprechanlage aufgerufen, sondern abgeholt und begleitet werden. Lassen Sie diese Patienten nicht allein.

Beim Älteren wird man in der Regel mehr Zeit einplanen müssen. Arztgespräch, Untersuchung und Erläuterung von Verordnungen dauern im allgemeinen länger als bei jüngeren Patienten.

Für ältere Patienten mehr Zeit einplanen

Im Anamnesegespräch sollte man Probleme wie Inkontinenz, Sexualität und soziale Isolation besonders behutsam und diskret erfragen.

Bewußt auf die Person konzentrieren und deshalb bei älteren Patienten auf den Störfaktor Computer verzichten.

Umgehen mit dem Patienten

Das Gespräch mit dem Patienten ist überaus wichtig! Man sollte geduldig zuhören, auch bei wiederholter

Das Gespräch ist überaus wichtig!

Schilderung von Krankheitsgeschichte und Lebensinhalten. Dabei sollte man den Blickkontakt halten und den Patienten direkt und verständlich ansprechen. Schwerhörige darf man nicht von hinten ansprechen; um die Verständigung zu erleichtern, sollte man Gesten zu Hilfe nehmen.

Störungen wie Telefongespräche und Kontakte mit dem Praxisteam werden nur in Ausnahmefällen zugelassen.

Idealerweise sollte der ältere Patient während des ganzen Praxisbesuchs von seiner „Lieblingshelferin" betreut werden, die – wie auch der Arzt – den Kranken und dessen soziales Umfeld kennt.

Sie leistet dann Hilfe beim Ausfüllen von Formularen, beim Ablegen von Utensilien (Tasche, Hut, Brille) und auch beim An- und Auskleiden sowie bei Anwendungen wie Physiotherapie. Sie betreut den Patienten auch während der Wartezeiten im Sprechzimmer und übergibt ihn nach der Konsultation an die Begleitperson oder verabschiedet ihn an der Tür bzw. am Taxi.

Praxisausstattung
Zugang. Idealerweise liegt eine Praxis ebenerdig und ist bequem zu erreichen. „Stolperfallen" wie Stufen und Schwellen sind auf ein Minimum reduziert. Besonders an Rollstuhlfahrer sollte gedacht werden. Es gibt behindertengerechte Parkplätze und Rampen zur Überwindung von Treppen. Der Fahrstuhl, falls erforderlich, ist geräumig und hat eine Sitzmöglichkeit.

Alle Türen und Gänge haben ausreichende Breite. Die Türen sollten mit Klinken, nicht mit Drehknöpfen versehen sein; die Klinken sollten gut erreichbar sein. Ganzglastüren sollten vermieden werden. Wenn möglich, sollte die Eingangstür mit einem automatischen Öffner ausgestattet sein, damit behinderte Patienten mit Gehhilfen oder Rollstuhl die Tür selbst „erobern" können. Vorhandene Klingeln müssen gut erreichbar sein.

In der Praxis. Für gute Beleuchtung muß gesorgt werden, und alle Gefahrenpunkte müssen mit auffälligen Markierungen gekennzeichnet sein. Alle Türen der Funktionsbereiche müssen mit großen Buchstaben beschriftet sein. Rutschsichere Beläge sind wichtig.

„Stolperfallen"
möglichst
vermeiden

Großzügig sollten Handläufe angebracht werden, und Sitzmöglichkeiten sollten bereits an der Anmeldung bereitstehen. Auch im Untersuchungszimmer sollten Stühle für begleitende Angehörige nicht fehlen. Es sollten Ablagen für Handtaschen, Kopfbedeckungen usw. vorhanden sein.

Sitzmöglichkeiten bereits an der Anmeldung

Als Ersatz für vergessene Lesebrillen sollten Lupen oder Sehhilfen vorrätig sein. Auch Gehhilfen und ein Rollstuhl sollten griffbereit vorgehalten werden. Wenn möglich, sollte für ältere und behinderte Patienten ein zweites Untersuchungszimmer vorgesehen werden, damit diese sich in Ruhe an- und ausziehen können.

Wartezimmer. Stühle unterschiedlicher Sitzhöhe, mit und ohne Armlehnen, sollten aufgestellt werden. Auf Sessel sollte verzichtet werden. Es sollten auch feste Kissen zur Rückenstützung vorhanden sein. Bildbände, Tierbücher und motivierender Lesestoff in großer Schrift sollten bereitliegen. Aushänge und freundliche Bilder sollten zur Aktivität anregen und auch ältere Motive bzw. ältere Menschen zeigen. Hintergrundmusik im Wartezimmer darf das Gespräch nicht verhindern.

In der Praxis sollte ein Aushang mit einer Adressenliste der örtlichen Hilfseinrichtungen (z. B. Sozialstation, „Essen auf Rädern", Versorgungsamt, Seniorenbüro usw.) vorgesehen werden.

Patiententoilette. Sie sollte mit Haltegriffen im Bereich des Toilettenbeckens ausgestattet und auch für Rollstuhlfahrer zugänglich sein. Im Notfall muß man die Toilette auch von außen öffnen können. Ein Alarmknopf ist günstig.

Hilfsangebote und Service

Hilfen, die über das unbedingt Notwendige hinausgehen, werden von älteren Menschen besonders positiv erlebt. Dabei gilt es abzuwägen, wie weit das Engagement gehen kann und darf.

Ältere Menschen erleben Hilfen besonders positiv

Legen Sie einen Festtagskalender an und gratulieren sie bei „runden" Geburtstagen und Jubiläen, Ältere freuen sich darüber.

Der Taxiruf für die Heimfahrt sollte als selbstverständliches Service-Angebot betrachtet werden. Man sollte sich auch um den Transport bei Überweisungen und Klinikeinweisungen kümmern. Keinesfalls darf vergessen werden, die Angehörigen einzubeziehen. Oft möchten Angehörige den Arztbesuch mit Besorgungen verbinden. Man sollte ihnen mitteilen, wann die Behandlung beendet ist, und durch entsprechende Planung dafür sorgen, daß der verabredete Zeitpunkt eingehalten werden kann.

Per Recall-System kann man an wichtige Termine wie Impfungen und Vorsorgeuntersuchungen erinnern.

Unter Umständen kann man einen Getränkeautomaten im Wartezimmer aufstellen – auch um die Wichtigkeit des Trinkens zu demonstrieren. Ein kleiner Imbiß für Patienten, die frühmorgens nüchtern zur Laboruntersuchung erscheinen, verstärkt die Bindung an die Praxis. Ältere Menschen schätzen kleine Aufmerksamkeiten beim Friseur oder in bestimmten Geschäften, und auch der Arzt sollte den Patienten als Kunden sehen.

Der Arzt sollte den Patienten als Kunden sehen

Grundsätzlich sollte man dem Älteren alle Therapieanweisungen und Vereinbarungen schriftlich mitgeben. Dabei muß das Schreiben groß, übersichtlich und deutlich lesbar sein. Therapiebegleitende Broschüren mit Erläuterungen zur Erkrankung können sehr hilfreich sein, ebenso Informationen über eine gesunde Lebensweise und über Aktivitäten zum Erhalt der Alltagskompetenz.

Bei Fragen zum Erhalt der Alltagskompetenz sollte man immer Begleitpersonen als Helfer und Gesprächszeugen mit einbeziehen, insbesondere wenn der Patient vergeßlich ist oder eine Therapie- und Medikamentenumstellung ansteht.

Praxis als „Info-Center"
Schriftliche Informationen helfen dem Patienten und können im Einzelfall auch einmal die eigene Praxis betreffen. Man sollte eine „Sozialkartei" mit Adressen und Telefonnummern zusammenstellen, z. B. von Sanitätshäusern, Krankengymnasten, Spezialisten, Hilfsmittellieferanten, Sozialstationen, Begegnungsstätten, Seniorentreffs, Gemeindezentren, Ämtern usw..

„Sozialkartei" mit wichtigen Adressen und Telefonnummern

Man kann auch Kataloge von Hilfsmitteln auslegen sowie aktuelle Info-Blätter zum Mitnehmen, z. B. zu den

Rezeptgebühren, zur Befreiung von Zusatzzahlungen, zur Härtefall-Regelung usw.

Wichtig ist auch immer, auf adäquate Freizeitaktivitäten hinzuweisen und den Patienten ausdrücklich zu ermuntern, diese auch zu nutzen. Im oben erwähnten Aushang können unter Umständen auch entsprechende Hinweise auf Veranstaltungen bzw. Vereine mitveröffentlicht werden.

Abschließend sei noch einmal betont: Es gibt eine ganze Reihe von Möglichkeiten, die Praxis „seniorengerecht" auszustatten und zu führen – der alles entscheidende Faktor ist und bleibt aber die Qualität der menschlichen Beziehung! Der betagte Patient braucht in erster Linie das Gefühl, als alter Mensch willkommen zu sein. Demgegenüber sind alle anderen Aspekte zweitrangig.

Entscheidend ist die Qualität der zwischenmenschlichen Beziehung

Die speziellen Anforderungen des älteren Patienten an die Hausarztpraxis
- Erreichbarkeit am Telefon (dreimal läuten ist genug)
- Umgangston am Telefon („Lächeln hört man!")
- Erreichbarkeit mit öffentlichen Verkehrsmitteln
- Erreichbarkeit mit dem Auto (Parkplatz vorhanden?)
- Haltegriffe im Eingangsbereich
- Sitzmöglichkeit am Empfang
- Treppen oder Aufzug?
- Beschilderung des Behandlungsraumes
- Türöffnerautomatik (selbst „eroberte" Tür)
- Hilfe beim Ausfüllen von Formularen und beim Ablegen von Utensilien (Tasche, Hut, Brille)

Anhang

Aufbau eines psychischen Befundes ([166]).

1. Äußeres Erscheinungsbild

1.1 *Statur*
1.2 *Körperhaltung*
aufrecht, straff, imponierend, stramm, steif, verkrampft, gespannt, drohend, gelöst, ungezwungen, locker, schlaff, gebeugt, unscheinbar, vertrackt, bizarr, abwehrend
1.3 *Körperpflege*
gepflegt, aufgemacht, parfümiert, inadäquat (männlich, weiblich, berücksichtigen), Tätowierung, ungepflegt, verschmutzt
1.4 *Kleidung*
unauffällig, modisch, elegant, schlicht, salopp, unkonventionell, ungepflegt, verwahrlost, Besonderheiten
1.5 *Haartracht*
gepflegt, modisch, ungepflegt, wirr

2. Dynamischer Gesamteindruck – Psychomotorik

2.1 *Benehmen – Umgangsformen*
natürlich, unbefangen, gewandt, sicher, burschikos, scheu, höflich, schüchtern, befangen, devot, unterwürfig
korrekt, steif, gekünstelt, leutselig, herablassend, ratlos, abweisend, gleichgültig, apathisch, aufdringlich, distanzlos
2.2 *Gangart*
kraftvoll, ausgreifend, schwungvoll, elastisch, federnd, schleppend, schlürfend, trippelnd, verspannt
2.3 *Ausdrucksverhalten*
ausgewogen, rund, lebhaft, locker, überexpressiv, ausfahrend, ungesteuert, ausdrucksarm, spärlich, sparsam, müde, stumpf, unmoduliert, verkniffen, gebunden, gesperrt, vertrackt, Grimassen, Tics, maskenhaft, eckig, verschroben

3. Affektivität – Emotionalität

3.1 *Stimmung* (Grundstimmung, aktuelle, gegenwärtige Stimmungslage)
ausgeglichen, zuversichtlich, unbeschwert, optimistisch, fröhlich, heiter, euphorisch, ernst, skeptisch, pessimistisch, verzagt, mutlos, gedrückt, depressiv, dysphorisch, mißmutig, mißbefindlich, moros, gereizt, ängstlich, angstvoll
3.2 *Affektverhalten* (Ausdrucks-, Schwingungs- und Resonanzfähigkeit)
angepaßt, adäquat, unangepaßt, inadäquat, ausgeglichen, mitschwingend, tiefgreifend, expansiv, erregt, nüchtern, kühl, teilnahmslos, flach, eingeengt, starr
3.3 *Gefühlsleben*
gemütvoll, gemütswarm, herzlich, nachhaltig, tiefgreifend, einfühlsam, taktvoll, weich, gutmütig, naiv, treuherzig, gutherzig, empfindsam, sensitiv, echt, unecht, sentimental, kühl, kalt, Gefühl für ethische Werte, distanziert, distanzschwach

4. Antrieb – Wille

4.1 *Antrieb*
4.1.1 Spontaneität
4.1.2 Initiative
energisch, aktiv, schwungvoll, umtriebig, vielbeschäftigt, schwunglos, lahm, zwanghaft
4.2 *Wille*
zielstrebig, ausdauernd, beharrlich, konsequent, durchsetzungsfähig, unbeugsam, beherrscht, verbissen, gleichgültig, willensschwach, wurstig, unentschlossen, negativistisch, gesperrt, befehlsautomatisch

5. Triebtendenzen und -störungen

5.1 *Allgemeine Beschreibung*
vital, triebhaft, dünnblütig, triebschwach, beherrscht, gesteuert, gehemmt, unbeherrscht, ungesteuert, enthemmt
5.2 *Hervortretende Triebtendenzen*
Aggressivität, Sexualität, Oralität, Machtstreben, Besitzstreben, Geltungssucht
5.3 *Triebstörungen*
Drangzustände, Zwänge, Perversionen

6. Bewußtseinslage und Orientiertheit

6.1 *Bewußtseinsklarheit*
klar, überwach, fluktuierend, ablenkbar, schwerbesinnlich, getrübt, benommen, sommolent, soporös, bewußtlos
6.2 *Bewußtseinseinengung*
(traumhaftes Bewußtsein)
6.3 *Orientiertheit*
zeitlich, örtlich, zur Person

7. Wahrnehmung

7.1 *Wahrnehmungsschärfe*
genau, empfindlich, detailliert, stumpf
7.2 *Wahrnehmungsstörungen*
7.2.1 Illusionen
7.2.2 Personenverkennungen
7.2.3 Halluzinationen
7.2.4 Déjà-vu, Jamais-vu

8. Denken

8.1 *Auffassung (für Gewohntes und Neues)*
sicher, rasch, langsam, erschwert, begriffsstutzig
8.2 *Konzentration*
gut, stetig, anhaltend, gespannt, rasch ermüdbar, abschweifig

Anhang

8.3 *Denkablauf*
klar, sachlich, nüchtern, betont logisch, abstrakt, anschaulich, praktisch, intuitiv, gefühlsbetont, ichbezogen
sprunghaft, ungenau, ziellos, einfallsarm, umständlich, weitschweifig, haftend, perseverierend
logisch, gelockert, zerfahren, verworren
widerspruchsvoll, unzusammenhängend
gehemmt, ideenflüchtig, Gedankenabreißen, Gedankenleere, gemachte Gedanken, überwertige Ideen, Zwangsgedanken
8.4 *Wahnhafte Bewußtseinsinhalte*
Wahn, Wahnstimmung, Wahneinfälle, Wahnwahrnehmungen

9. Merkfähigkeit – Gedächtnis

9.1 *Merkfähigkeit*
9.2 *Gedächtnis*
alte, neue Gedächtnisinhalte
9.2.1 Gedächtnisstörungen
Lücken, Amnesie, retrograde Amnesie, Konfabulationen
9.2.2 Reproduktionsfähigkeit
rasch, mühsam

10. Intelligenz

10.1 *Nach dem Gesamteindruck*
10.2 *Höhere Intelligenzfunktionen*
Überschau, Erkennung des Wesentlichen, Abstraktionsvermögen, Kritik, Einsicht, künstlerische und schöpferische Fähigkeiten

11. Psychische Werkzeugstörungen

11.1 *Aphasie*
11.2 *Alexie*
11.3 *Agraphie*
11.4 *Agnosie*
11.5 *Apraxie*

12. Gesamteindruck

Anhang

Geriatrisches Assessment der Geriatrischen Kliniken Wuppertal

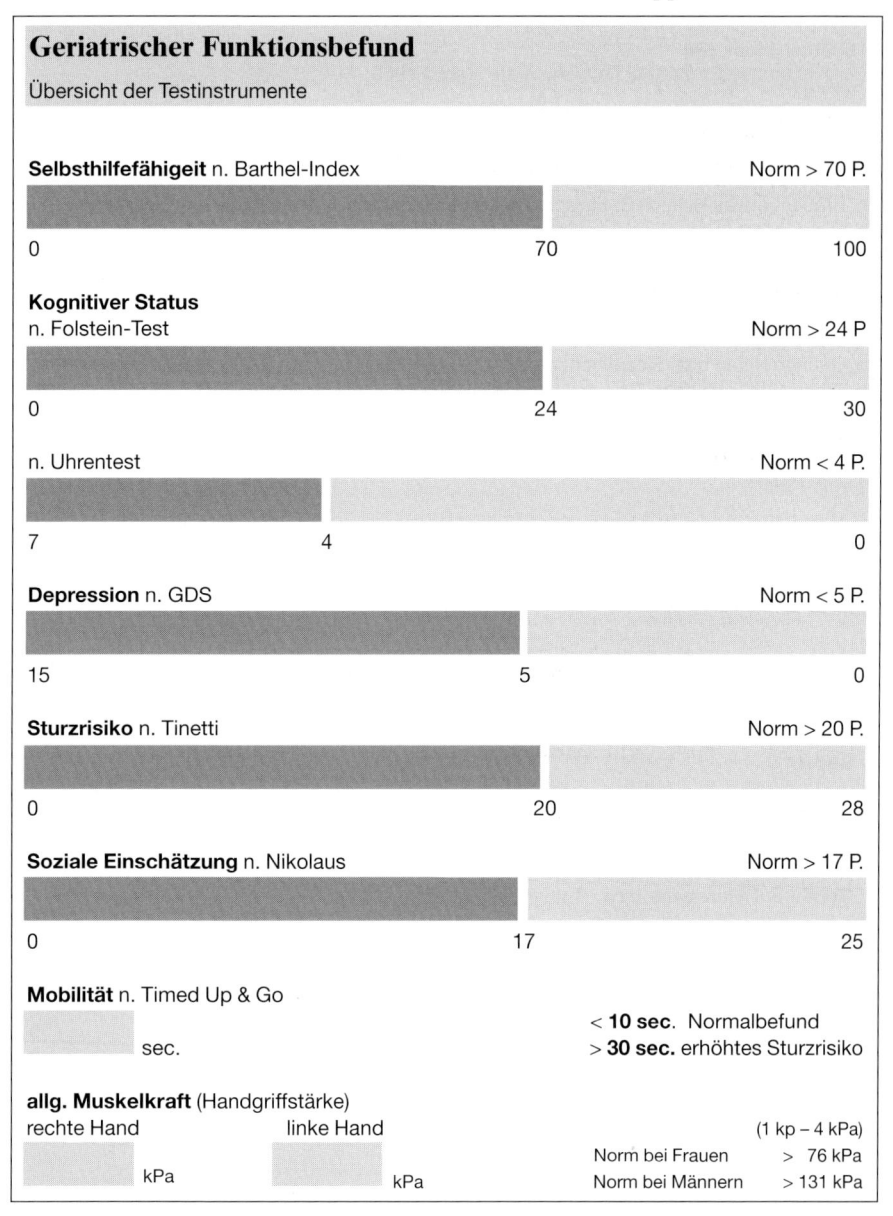

Geriatrischer Funktionsbefund
Übersicht der Testinstrumente

Selbsthilfefähigeit n. Barthel-Index   Norm > 70 P.

0   70   100

Kognitiver Status
n. Folstein-Test   Norm > 24 P

0   24   30

n. Uhrentest   Norm < 4 P.

7   4   0

Depression n. GDS   Norm < 5 P.

15   5   0

Sturzrisiko n. Tinetti   Norm > 20 P.

0   20   28

Soziale Einschätzung n. Nikolaus   Norm > 17 P.

0   17   25

Mobilität n. Timed Up & Go

           sec.   < **10 sec.** Normalbefund
                        > **30 sec.** erhöhtes Sturzrisiko

allg. Muskelkraft (Handgriffstärke)
rechte Hand   linke Hand   (1 kp – 4 kPa)

                                          Norm bei Frauen   > 76 kPa
         kPa   kPa   Norm bei Männern   > 131 kPa

Anhang

Barthel-Index

Barthel-Index (BI)
Lit.: Mahoney FI, Barthel DW./Md State Med J 1965; 14/2: 61–65

Essen — Punkte

- Unabhängig, ißt selbständig, benutzt Geschirr und Besteck — 10
- Braucht etwas Hilfe, z. B. Fleisch oder Brot schneiden — 5
- Nicht selbständig, auch wenn o. g. Hilfe gewährt wird — 0

Bett/(Roll-)Stuhltransfer

- Unabhängig in allen Phasen der Tätigkeit — 15
- Geringe Hilfen oder Beaufsichtigung erforderlich — 10
- Erhebliche Hilfe beim Transfer, Lagewechsel, Liegen/Sitz selbständig — 5
- Nicht selbständig, auch wenn o. g. Hilfe gewährt wird — 0

Waschen

- Unabhängig beim Waschen von Gesicht, Händen; Kämmen, Zähneputzen — 5
- Nicht selbständig bei o. a. Tätigkeit — 0

Toilettenbenutzung

- Unabhängig in allen Phasen der Tätigkeit (inkl. Reinigung) — 10
- Benötigt Hilfe, z. B. wg. unzureichenden Gleichgewichts od. Kleidung/Reinigung — 5
- Nicht selbständig, auch wenn o. g. Hilfe gewährt wird — 0

Baden

- Unabhängig bei Voll- und Duschbad in allen Phasen der Tätigkeit — 5
- Nicht selbständig bei o. g. Tätigkeit — 0

Gehen auf Flurebene bzw. Rollstuhlfahren

- Unabhängig beim Gehen über 50 m, Hilfsmittel erlaubt, nicht aber Gehwagen — 15
- Geringe Hilfe oder Überwachung erforderlich, kann mit Hilfsm. 50 m gehen — 10
- Nicht selbständig beim Gehen, kann aber Rollstuhl selbständig bedienen, auch um Ecken herum und an einen Tisch heranfahren; Strecke mind. 50 m — 5
- Nicht selbständig beim Gehen oder Rollstuhlfahren — 0

Zwischensumme

Anhang

Barthel-Index (BI)
Fortsetzung

Übertrag

Treppensteigen	Punkte
▶ Unabhängig bei der Bewältigung einer Treppe (mehrere Stufen)	10
▶ Benötigt Hilfe oder Überwachung beim Treppensteigen	5
▶ Nicht selbständig, kann auch mit Hilfe nicht Treppensteigen	0

An- und Auskleiden

▶ Unabhängig beim An- und Auskleiden (ggf. auch Korsett oder Bruchband)	10
▶ Benötigt Hilfe, kann aber 50% der Tätigkeit selbständig durchführen	5
▶ Nicht selbständig, auch wenn o. g. Hilfe gewährt wird	0

Stuhlkontrolle

▶ Ständig kontinent	10
▶ Gelegentlich inkontinent, maximal 1x/Woche	5
▶ Häufiger/ständig inkontinent	0

Urinkontrolle

▶ Ständig kontinent, ggf. unabhängig bei Versorgung mit DK/Cystofix	10
▶ Gelegentlich inkontinent, max. 1x/Tag, Hilfe bei ext. Harnableitung	5
▶ Häufiger/ständig inkontinent	0

Summe

Der Barthel-Index als ADL-Skala (activities of daily living) beurteilt die selbständige und sichere Durchführung von zehn Funktionen des täglichen Lebens. Der Patient kann dabei seine Hilfsmittel benutzen, muß diese jedoch richtig und sicher anwenden. Bei unterschiedlicher Gewichtung der einzelnen Items können maximal 100 Punkte erreicht werden. Dies ist mit Unabhängigkeit bezüglich dieser Verrichtungen im Alltag gleichzusetzen, der Patient ist nicht auf Pflegedienste angewiesen. Dies ist nicht unbedingt mit einer selbständigen Lebensführung gleichzusetzen, da diese durch andere Gründe eingeschränkt sein kann.

Anhang

Einschätzung der kognitiven Leistungen

Mini-Mental State Examination (MMSE)
nach Folstein, Lit.: Folstein MF et al./J. Psychiatr. Res. 1975; 12: 189–198

1. Was für ein Datum ist heute?		0/1
2. Welche Jahreszeit		0/1
3. Welches Jahr haben wir?		0/1
4. Welcher Wochentag ist heute?		0/1
5. Welcher Monat?		0/1
6. Wo sind wir jetzt?	Welches Bundesland?	0/1
7.	Welcher Landkreis/Welche Stadt?	0/1
8.	Welche Stadt/Welcher Stadtteil?	0/1
9.	Welches Krankenhaus?	0/1
10.	Welche Station/Welches Stockwerk?	0/1
11. Bitte merken Sie sich:	Apfel	0/1
12.	Pfennig	0/1
13.	Tisch Anzahl der Versuche:	0/1

Ziehen Sie von 100 jeweils 7 ab und buchstabieren Sie STUHL ~~rückwärts~~:

14.	93 L	0/1
15.	86 H	0/1
16.	79 U	0/1
17.	72 T	0/1
18.	65 S	0/1

Was waren die Dinge, die Sie sich vorher gemerkt haben?

19.	Apfel	0/1
20.	Pfennig	0/1
21.	Tisch	0/1
22. Was ist das?	Uhr	0/1
23.	Bleistift/Kugelschreiber	0/1
24. Sprechen Sie bitte nach:	„Kein wenn und oder aber"	0/1
25. Machen Sie bitte folgendes:	Nehmen Sie das Blatt Papier in die Hand	0/1
26.	falten es in der Mitte und	0/1
27.	lassen Sie es auf den Boden fallen	0/1
28. Lesen Sie und machen Sie es bitte („AUGEN ZU")		0/1
29. Schreiben Sie bitte einen Satz (mind. Subjekt und Prädikat)		0/1

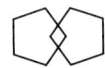

Summe

30. Kopieren Sie bitte die Zeichnung   0/1

Der Mini-Mental-Status nach Folstein prüft durch Fragen und einfache Aufgaben im ersten Teil Orientiertheit, Gedächtnis und Aufmerksamkeit, im zweiten Teil Kennen, Lesen und Schreiben sowie konstruktive Fähigkeiten. Maximal können 30 Punkte erreicht werden. Bei Werten unter 22 Punkten ist eine mäßige kognitive Einschränkung, bei unter 10 Punkten eine schwere Demenz anzunehmen. Die Empfindlichkeit für frühe Demenzformen ist gering, zu niedrige Werte werden bei Vorliegen einer Depression gemessen. Für Verlaufsuntersuchungen ist der Test nicht geeignet.

Anhang

Uhrentest

Uhrentest
Lit.: Watson IJ et al./J. Am. Geriatr. Soc. 1993; 41: 1235–1240

Eine sinnvolle Ergänzung zu dem verbal orientierten Folstein-Test ist der Uhrentest. Der Patient muß in einem Kreis ein Zifferblatt einzeichnen, wobei bei der Beurteilung die räumliche Verteilung der Ziffern auf die vier Quadranten entscheidend ist.
Beim Zeichnen auftretende Fehler im Sinne einer konstruktiven Apraxie gelten als frühes Zeichen einer Demenz, gleichzeitig werden Hemineglect und Hemianopsie erkannt.
Bei maximal 7 Fehlerpunkten ist im Bereich von 4–7 Fehlerpunkten eine Demenz als wahrscheinlich anzunehmen.

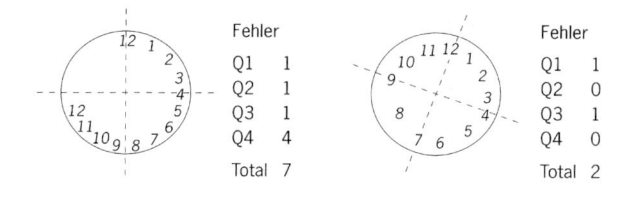

Fehler	
Q1	1
Q2	1
Q3	1
Q4	4
Total	7

Fehler	
Q1	1
Q2	0
Q3	1
Q4	0
Total	2

Depressionserfassung

Geriatrische Depressions-Skala (GDS)
Lit.: Yesavage JA et al./J. Psychiatr. Res. 1983; 39: 37-49

1. Sind Sie grundsätzlich mit Ihrem Leben zufrieden? ja/nein
2. Haben Sie viele Ihrer Aktivitäten und Interessen aufgegeben? ja/nein
3. Haben Sie das Gefühl, Ihr Leben sei unausgefüllt? ja/nein
4. Ist Ihnen oft langweilig? ja/nein
5. Sind Sie die meiste Zeit guter Laune? ja/nein
6. Haben Sie Angst, daß Ihnen etwas Schlimmes zustoßen wird? ja/nein
7. Fühlen Sie sich die meiste Zeit glücklich? ja/nein
8. Fühlen Sie sich oft hilflos? ja/nein
9. Bleiben Sie lieber zu Hause, anstatt auszugehen und Neues zu unternehmen? ja/nein
10. Glauben Sie, mehr Probleme mit dem Gedächtnis zu haben als die meisten anderen? ja/nein
11. Finden Sie, es sei schön, jetzt zu leben? ja/nein
12. Kommen Sie sich in Ihrem jetzigen Zustand ziemlich wertlos vor? ja/nein
13. Fühlen Sie sich voller Energie? ja/nein
14. Finden Sie, daß Ihre Situation hoffnungslos ist? ja/nein
15. Glauben Sie, daß es den meisten Leuten besser geht als Ihnen? ja/nein

Summe

Für die Fragen 1, 5, 7, 11, 13 gibt es für die Antwort „nein", für die übrigen Fragen für die Antwort „ja" jeweils einen Punkt. Maximale Punktzahl 15.
Die Geriatrische Depressionsskala enthält 15 repräsentative Fragen, der Erhebungsbogen kann vom Patienten selbst ausgefüllt werden. Eine Punktzahl von mehr als 5 weist auf das Vorliegen einer Depression hin. Bei kognitiv stark eingeschränkten Patienten ist die GDS nicht sinnvoll durchführbar.

Anhang

Mobilitätstest nach Tinetti

Mobilitätstest nach Tinetti 1. Balancetest (B)		Lit.: Tinetti ME. Ann. Intern. Med. 1990; 112: 699–706			
	0	1	2	3	4
Gleichgew. im Sitzen	unsicher	sicher, stabil			
Aufstehen vom Stuhl Zeit: __ s	nicht mögl.	nur mit Hilfe	diverse Versuche rutscht nach vorn	braucht Armlehne oder Halt (nur ein Versuch)	in einer fließenden Bewegung
Balance in den ersten 5 sec.	unsicher	sicher, mit Halt	sicher, ohne Halt		
Stehsicherheit	unsicher	sicher, aber ohne geschl. Füße	sicher, mit geschl. Füßen		
Balance mit geschl. Augen	unsicher	sicher, ohne Halt			
Drehung 360° mit offenen Augen	unsicher, braucht Halt	diskontin, Bewegung bd. Füße am Boden vor dem nächsten Schritt	kontin, Bewegung sicher		
Stoß gegen die Brust (3 x leicht)	fällt ohne Hilfe oder Halt	muß Füße bewegen, behält Gleichgewicht	gibt sicheren Widerstand		
Hinsetzen Zeit: __ s	läßt sich plumpsen, unzentriert, braucht Lehne	flüssige Bewegung			
				Punkte B	

Anhang

Mobilitätstest nach Tinetti
2. Gehprobe (G)

	0	1	2
Schrittauslösung (Patient wird aufgefordert zu gehen)	Gehen ohne fremde Hilfe nicht möglich	zögert, mehrere Versuche, stockender Beginn	beginnt ohne Zögern zu gehen, fließende Bewegungen
Schritthöhe (von der Seite beobachtet)	kein selbständiges Gehen möglich	Schlurfen, übertriebenes Hochziehen	Fuß total vom Boden gelöst max. 2–4 cm über Grund
Schrittlänge (von Zehen des einen bis Ferse anderen Fußes)		weniger als Fußlänge	mindestens Fußlänge
Schrittsymmetrie	Schrittlänge variiert, Hinken	Schrittlänge bds. gleich	
Gangkontinuität	kein selbständiges Gehen möglich	Phasen mit beiden Beinen am Boden diskontinuierlich	beim Absetzen des einen wird der andere Fuß gehoben keine Pausen
Wegabweichung	kein selbständiges Gehen möglich	Schwanken, einseitige Abweichung	Füße werden entlang einer imaginären Linie abgesetzt
Rumpfstabilität	Abweichung, Schwanken, Unsicherheit	Rücken und Knie gestreckt, kein Schwanken, Arme werden nicht zur Stabilisierung gebraucht	
Schrittbreite	ganz breitbeinig oder überkreuz	Füße berühren sich beinahe	

Der Mobilitätstest nach Tinetti erlaubt, den Grad der Sturzgefährdung und den Funktionszustand des Bewegungsapparates zu beurteilen. Einzelfunktionen des Bewegungsablaufes wie Balance, Stand und Gangbild werden anhand eines Punktescores bewertet, wobei Art und Sicherheit der Durchführung wichtig sind. Ein erforderliches Hilfsmittel kann dabei benutzt werden, es geht jedoch nicht in die Beurteilung ein. Bei maximal 28 Punkten besteht bei einer Punktzahl unter 20 ein erhöhtes Sturzrisiko.

Punkte G	Gesamtpunktzahl

Anhang

Einschätzung der sozialen Situation (nach Nikolaus)

Soziale Situation (SoS)
1. Soziale Kontakte und Unterhaltung (Kon)

1. Wie leben Sie?

▶ schon lange allein	1
▶ seit kurzem allein (< 1 Jahr)	0
▶ bei Familienangehörigen oder mit rüstigem Partner	1
▶ mit Lebenspartner, der selbst Hilfe braucht	0

2. Haben Sie Personen (auch professionelle Helfer), **auf die Sie sich verlassen und die Ihnen zu Hause regelmäßig helfen können?** (Aufzählen)

_____

_____

▶ Bezugsperson(en) vorhanden	1
▶ keine Bezugsperson vorhanden (weiter Frage 5)	0

3. Wie oft sehen Sie diese Person(en)?

▶ mehrmals täglich/jeden Tag	1
▶ ein-/mehrmals in der Woche	1
▶ selten (ein- bis zweimal im Monat)	0
▶ (fast) nie	0

4. Wie ist Ihr Verhältnis zu o. g. Person(en)?

▶ Beziehung harmonisch und vertrauensvoll	1
▶ Beziehung teilweise konfliktbeladen und gespannt	0

5. Wie haben sich in letzter Zeit Ihre Kontakte entwickelt?

▶ habe neue Bekannte gewonnen	1
▶ keine Veränderung	1
▶ einige Kontakte habe ich aufgeben müssen	0
▶ habe nahezu alle wichtigen Kontakte verloren (z. B. Lebenspartner verstorben)	0

6. Sind Sie mit diesem Zustand zufrieden?

▶ fühle mich rundum gut versorgt	1
▶ es geht so, man muß zufrieden sein	0
▶ fühle mich einsam und im Stich gelassen	0

Zwischensumme Kon

Anhang

Soziale Situation (SoS)
2. Soziale Aktivitäten (Akt)

1. Welchen Beruf haben Sie ausgeübt?

_____

2. Welche Hobbys (Handarbeit, handwerkl. Tätigk., Basteln, Musizieren, Gartenarbeit, Briefmarken o. ä. sammeln etc.) **oder Interessen** (Vorträge, Ausflüge, Theater, Sport, Bücher lesen, Kirchgang, Seniorentreff, Enkel hüten etc.) **haben Sie, die Sie noch regelmäßig betreiben?** (Aufzählen)

_____

_____

_____

▶ Hobbys/Interessen vorhanden	1
▶ keine Hobbys/Interessen	0

3. Haben Sie ein Haustier?

▶ ja	1
▶ nein	0

4. Wie oft verlassen Sie Ihre Wohnung?
(Einkaufen, Erledigungen, Spaziergänge, [Arzt-]Besuche, Garten usw.)

▶ täglich	1
▶ mindestens ein- bis zweimal in der Woche	1
▶ seltener als einmal pro Woche	0
▶ (fast) nie	0

5. Wie haben sich in letzter Zeit Ihre Interessen entwickelt?

▶ habe noch neue Pläne und Interessen	1
▶ unverändert	1
▶ habe einige Interessen aufgeben müssen	0
▶ habe (fast) alle Interessen verloren	0

6. Sind Sie mit diesem Zustand zufrieden?

▶ voll und ganz, fühle mich nicht beeinträchtigt	1
▶ fühle mich schon eingeschränkt, muß zufrieden sein	0
▶ nein, bin durch Alter/Krankheit stark behindert	0

Zwischensumme Akt

Anhang

Soziale Situation (SoS)
3. Wohnsituation (Wohn)

1. Treppen	▶ Wohnung im Erdgeschoß oder Lift im Haus	1
	▶ Viele Treppen, erster Stock oder höher	0
2. Komfort	▶ Wohnung eingeschossig, geräumig und rollstuhlgängig	1
	▶ beengte Verhältnisse, Türschwellen, viele Teppiche	0
	▶ mehrere Wohnebenen, nicht rollstuhlgeeignet	0
3. Heizung	▶ Gut und bequem heizbar (Öl- oder Gaszentralheizung)	1
	▶ schlecht und mühsam heizbar (Kohle- oder Ölöfen)	0
4. Wasser	▶ Warmes Wasser in Küche und/oder Bad	1
	▶ Kein warmes Wasser vorhanden	0
5. Bad/WC	▶ Innerhalb der Wohnung, rollstuhlgeeignet	1
	▶ klein, nicht rollstuhlgängig, außerhalb der Wohnung	0
6. Telefon	▶ vorhanden	1
	▶ nicht vorhanden	0
7. Beleuchtung	▶ Treppenhaus und Flure hell, genügend Lichtschalter	1
	▶ Treppenhaus und Flure schummrig beleuchtet	0
	▶ wenig Lichtschalter	0
8. Einkaufen	▶ alle Geschäfte des tgl. Bedarfs leicht erreichbar	1
	▶ nur Bäcker/Metzger in der Nähe	0
	▶ alle Geschäfte weiter entfernt	0
9. Nahverkehr	▶ Haltestelle in der Nähe (< 1 km)	1
	▶ nächste Haltestelle weiter entfernt	0
10. Wohndauer	▶ wohnt schon lange Zeit in der Wohnung (> 5 Jahre)	1
	▶ hat innerhalb der letzten 5 Jahre Wohnung bezogen	0

11. Fühlen Sie sich in Ihrer Wohnung und der Wohngegend wohl?

	▶ bin mit der Wohnsituation sehr zufrieden	1
	▶ geht so, muß zufrieden sein	0
	▶ bin unzufrieden	0

Zwischensumme Wohn

Anhang

Soziale Situation (SoS)
4. Ökonomische Verhältnisse (Ökon)

1. Wieviel Geld steht Ihnen monatlich zur Verfügung?

2. Kommen Sie mit Ihrem Geld gut über die Runden?
- ▶ ja — 1
- ▶ es geht so; muß schon sehen, daß ich damit zurechtkomme — 0
- ▶ nein, schlecht — 0

3. Haben Sie Ersparnisse, Vermögen (eigenes Haus)?

- ▶ ja, ausreichend — 1
- ▶ nur wenig — 0
- ▶ nein — 0

4. Regeln Sie Ihre Finanzen selbst?
- ▶ ja — 1
- ▶ nein — 0

Zwischensumme Ökon

Zur Beurteilung der sozialen Situation hat sich der Heidelberger Fragebogen nach Nikolaus als sensitiv, reliabel und valide erwiesen. Bei der Frage nach den sozialen Kontakten sind deren Häufigkeit und Qualität wichtig. Unter Berücksichtigung der bisherigen Lebensweise ist von Bedeutung, ob der Patient trotz seiner neu aufgetretenen Behinderung in der Lage ist, seine alten Interessen wieder zu pflegen.
Die Auswirkungen der verbliebenen Behinderungen hängen auch davon ab, ob die Wohnung behindertengerecht ausgestattet ist, ob die Wohnverhältnisse zu einem erhöhten Sturzrisiko beitragen.
Werte unter 17 Punkte weisen auf eine erschwerte Wiedereingliederung hin, erfordern einen Hausbesuch oder die Kontaktaufnahme mit einem Sozialdienst.

Lit.: Nikolaus T. et al. / Z. Gerontol. Geriatr. 1995; 28: 47–53

Punkte Kon + Punkte Akt + Punkte Wohn + Punkte Ökon = Gesamtpunktzahl

Gesamtpunktzahl

Anhang

Einschätzung des Sturzrisikos

Timed „Up and Go" Test
Lit.: Podsiadlo D. et al. / J. Am. Psychiatr. Soc. 1991; 39: 142–148

Er erlaubt in einfacher Form eine Prüfung der Mobilität und eine Abschätzung des Sturzrisikos.

Er prüft die grundlegenden Fähigkeiten:
▶ Aufstehen aus einem Stuhl
▶ Gehen einer Strecke von 3 m
▶ die Drehung

sowie

▶ das erneute Hinsetzen

Patienten, die weniger als 10 sec. benötigen, sind sicher in ihrer alltäglichen Mobilität. Werte über 30 sec. bedeuten eine erhebliche Einschränkung.

Handgrip Test – Messung der Handgriffstärke
Lit.: Hyatt RH et al. / Age Ageing 1990; 19: 330–336 · Phillipps P. / Age Ageing 1986; 15: 53–56

Die Handgriffstärke ist ein Maß für die allgemein nachlassende Muskelstärke. Diese ist mittels eines Vigirometers leicht zu messen.
Eine reduzierte Handgriffstärke geht mit einem erhöhten Sturz- und Frakturrisiko, verminderter Selbständigkeit und erhöhter Mortilität einher.

Literatur

1. *Allmann, R. M., Laprade, C. A., Noel, L. B. et al.:* Pressures sores among hospitalized patients. Ann. Int. Med. 105 (1986) 337–342.
2. *Andreucci, V. E., Russo, D., Cianciaruso, B., Andreucci, M.:* Some sodium potassium and water changes in the elderly and their treatment. Nephrol. Dial. Transplant 11 (1996) 9–17.
3. *Anlauf, M.:* Antihypertensive Differentialtherapie. Workshop des Arbeitskreises Gerontologie, Berlin, 20. 06. 1998.
4. Ärzte-Zeitung: Maden reinigen schonend chronische Wunden und fördern Heilprozeß. 15./16. 01. 1999, 13.
4a. Ärzte-Zeitung vom 30. 07. 1998.
5. *Bach, D., Mohren, J., Füsgen, I., Madersbacher, H.:* Harninkontinenz – eine tabuisierte Erkrankung? Therapiewoche 43 (1993) 1785–1802.
6. *Baloh, R. W.:* Approach to the dizzy patient. In: Bailliere, T.: Bailliere's Clinical Neurology (1994). 3, 3, 453–465.
7. *Baloh, R. W:* Vertigo. Lancet 352 (1998) 1841–1846.
8. *Beier, B.:* Diabetestherapie im Alter. Z. Allg. Med. 75 (1999) 139–142.
9. *Bergener, M.:* Vom Symptom zur Diagnose. Springer, Berlin – Heidelberg – New York 1996.
10. *Berlowitz, D. R., Ash, A. S., Hickey, E. C., Friedman, R. H., Glickman, M., Dader, B., Moskowitz, M. A.:* Inadequate management of blood pressure in a hypertensive Population. New Engl. J. Med. 339 (1998) 1957–1963.
11. *Bernabei, R.:* Randomised trial of impact of model of integrated care and case management for older people living in the community. Brit. med. J. 316 (1998) 1348–1351.
12. *Berting–Hünecke, C. H., Krause, D., Lüttje, D., Tjarks, K.:* Selbständigkeit im Alter. Springer, Berlin – Heidelberg – New York 1997.
13. *Bienstein, Ch.:* Qualitätssicherung und -kontrolle. In: Dekubitus; Bienstein, Chr.; Schröder, G., Braun, M., Neander, K.-D.: S. 239–249. Thieme, Stuttgart 1997.
14. *Blake, A. J., Morgan, K., Bendell, M. J., Dallosso, H., Ebrahim, S. B. J., Arie, T. H. D., Fentem, P. H., Bassey, E. J.:* Falls by elderly people at home: prevalence and associated factors. Age Ageing 17 (1988) 365–372.
15. *Bless, M., Cramer, H., Vonderlage, B.:* Die seniorenfreundliche Praxis aus der Sicht geriatrisch interessierter Hausärzte. Schwerpunkt Geriatrie 3 (1997) 1–4.
16. *Bloom, B. S.:* Geriatric Clin. ther. 20 (1998) 1–11.
17. *Böhmer, F.:* Multimorbidität. In: Der ältere Patient. Füsgen I.

177

Literatur

(Hrsg.). Urban und Fischer, München 1999.
18. *Borck, B., Krause, D., Weyer, I., Lucke, Ch.:* Beweglichkeitsstörungen. In: Der ältere Patient. Füsgen I. (Hrsg.); S. 133–162. Urban & Schwarzenberg, München 1996.
19. *Boult, C., Murphy, J. , Sloane, P., Drone, C.:* The relation of dizziness to functional decline. J. Amer. Geriatr. Soc. 39 (1991) 858– 861.
20. *Brandt, Th.:* Schwindel. Internist 36 (1995) 1105–1113.
21. *Braun, R. N.:* Lehrbuch der ärztlichen Allgemeinpraxis. Urban & Schwarzenberg, München 1970.
22. *Brocklehurst, J. C., Hanley, T., Martin, M.:* Geriatrie für Studenten; S. 107. Steinkopff, Darmstadt 1979.
23. *Bryant, R. A.:* Acute and chronic Wound-Nursing management. Mosby, St. Louis Missouri 1992.
24. *Burge, M. R. et al.:* J. Amer. Med. Ass. 278 (1998) 137.
25. *Campbell, A. J., Borrie, M. J., Spears, G. F.:* Risk factors for falls in a community-based prospective study of people 70 years and older. J. Gerontol. 44 (1989) 336–340.
26. *Close, J., Ellis, M., Hooper, R., Glucksmann, E.:* Prevention of falls in the elderly trial (PROFET): a randomised controlled trial. Lancet 353 (1999) 93–97.
27. *Cockgroft, D. W., Gault, M. H.:* Prediction of Kreatinine clearance from serum Kreatinine. Nephron 16 (1976) 31–41.
28. *Coerper, S., Köveker, G., Becker,* *H. D.:* Wachstumsfaktoren und Wundheilung. In: Wundheilung und Wundauflagen. Sedlarik, K. M., Lippert, H. (Hrsg.); S. 164–169. Wissenschaftliche Verlagsgesellschaft, Stuttgart 1994.
29. *Colledge, N., Wilson, J., Macintyre, C., MacLennan, W.:* The prevalence and characteristics of dizziness in an elderly community. Age Ageing 23 (1994) 117–120.
30. *Colledge, N. R., Barr-Hamilton, R. M., Lewis, S. R., Sellar, R. J., Wilson, J. A.:* Evaluation of investigations to diagnose the cause of dizziness in elderly people: a community based controlled study. Brit. med. J. 313 (1996) 788–792.
31. *Collier, M.:* Know how: vacuum assisted closure (VAC). Nurs Times 32 (1997) 93.
32. *Corman, B., Barrault, M. B., Klingler, C., Houot, A. M, Michel, J. B., Della Bruna, R., Pinet, F., Soubrier, F.:* Renin gene expression in the aging kidney: effect of sodium restriction. Mech Ageing Dev 84 (1995) 1–13.
33. *Cumming, R. G., Miller, J. P., Kelsey, J. L., Davis, P., Arflen, C. L., Birge, S. J., Peck, W. A.:* Medications and multiple falls in elderly people: The St. Louis OASIS Study. Age Ageing 20 (1991) 455–461.
34. *Dahlhöf, B., Lindholm, L. M., Hansson, L., Schersten, B., Ekbom, T.:* Morbidity and mortality in the Swedish Trial in Old Patients with Hypertension. Lancet 338 (1991) 1281.

35. *Daschner, F., Fenner, T.:* Antiseptika. intern praxis 31 (1991) 574.
36. *Davies, D. F., Shock, N. W.:* Age changes in glomerular filtration rate: Effective renal plasma flow and tubular excretory capacity in adult males. J. Clin. Invest. 29 (1950) 496–507.
37. *Davis, L.:* Dizziness in elderly men. J. Amer. Geriatr. Soc. 42 (1994) 1184–1188.
38. *Dietze, F.:* Gefährdung des Wasser- und Elektrolythaushaltes bei Gastrointestinalerkrankungen im Alter. Z. Altersforschung 38, 1 (1983) 33–40.
39. *Dietze, F.:* Veränderungen des Elektrolyt- und Wasserhaushaltes im Alter. Z. Gerontol. 24 (1991) 185–188.
40. *Dire, D. J.:* A Comparison of Wound Irrigation Solutions Used in the Emergency Department. In: Annals of Emergency Medicine 19, 6 (1990) 704–708.
41. *Drachman, D. A., Hart, C. W.:* An approach to the dizzy patient. Neurology 22 (1972) 323–334.
42. *Dreßler, A.:* Risikopatienten erkennen mit der erweiterten Norton-Skala. In: Dekubitus. Bienstein C., Schröder., G. (Hrsg.); S. 66–74. Heinrich, Frankfurt 1990.
43. *Dreyer, M.:* Torten essen ist okay. Medical Tribune 6 (1999) 14.
44. *Dryden, W. A.:* Der Hausbesuch beim alten Menschen. In: Vorteile oder Vorurteile? Trommsdorf Arzneimittel, DZS, Essen (1997) 33–42.
45. *Eckhardt-Henn, A.:* Der Schwindel als Ausdruck einer psychosomatischen Störung. Nervenheilkunde 16 (1997) 530–534.
46. *Emnid-Umfrage:* Ärzte-Zeitung 163, 31. 08. 1995.
47. *Estler, C.-J.:* Stoffe zur Desinfektion. In: Arzneimittelneben- und -wechselwirkungen; Ammon, H. P. T. (Hrsg.); S. 1206–1212. Wissenschaftliche Verlagsgesellschaft, Stuttgart 1991.
48. *Estler, C.-J.:* Arzneimittel im Alter. Wissenschaftliche Verlagsgesellschaft, Stuttgart 1997.
49. *Faust, G.:* Diagnosesicherung und Therapie der chronischen Obstipation in der allgemeinmedizinischen Praxis. Expertentreffen der Deutschen Gesellschaft für Geriatrie „Obstipation in der Geriatrie". München, 28. 01. 1999.
50. *Fiegel, G.:* Die medikamentös induzierte Hypertonie. Perfusion 12 (1998) 536–537.
51. *Fischer, G., Rohde, J. J., Tewes, U.:* Die Situation über 60 Jahre alter Frauen mit einem pflegebedürftigen Ehemann. In: Geriatrische Rehabilitation. Bundesministerium für Familie und Senioren Kohlhammer, Stuttgart – Berlin – Köln 1995.
52. *Fleischmann, W.:* Die Vakuumversiegelungstechnik zur Behandlung chronischer Wunden. Klinikarzt 25 (1996) 188–190.
53. *Folstein, M., Folstein, S., McHugh, P.:* „Mini-Mental-State": A practical method for grading the co-

gnitive state of patients for the clinician. J. Psychiatr. Res. 12 (1975) 189–198.
54. *Forette, F., Seux, M. L., Stassen, J. A., Thijs, L., Birkenhäger, W. H.:* Prevention of dementia in randomised double-blind placebo-controlled Systolic Hypertension in Europe (Syst-Eur) trial. Lancet 352 (1998) 1347–1351.
55. *Fox, J. M.:* Handbuch der Arzneimitteltherapie. Thieme, Stuttgart–New York 1998.
56. *Fradet, G., Legac, X., Charlois, T., Ponge, T., Cottin, S.:* Iatrogenic drug-induced disease, requiring hospitalization, in patients over 65 years of age. 1-year-retrospective study in an internal medicine department. Rev. Med. Intern. 17, 6 (1996) 456–460.
57. *Frank, R., Walter, B., Vait, D.:* Mehr Wohlbefinden und Genußfreude im Alter. Z. Gerontopsychol. Psychiatr. 4 (1989) 351–365.
58. *Franke, H.:* Hoch- und Höchstbetagte. Springer, Berlin–Heidelberg–New York–London–Paris–Tokyo 1988.
59. *Frey, J.:* Common diseases – The nature, incidende and care; 2nd Edition. MTP-Press, Lancaster 1987.
60. *Füsgen, I.:* Alterskrankheiten und stationäre Rehabilitation; S. 44–48. Kohlhammer, Stuttgart–Berlin–Köln–Mainz 1988.
61. *Füsgen, I.:* Untersuchung älterer Patienten. MMV Medizin Verlag Müchen 1994.
62. *Füsgen, I.:* Demenz. MMV Medizin Verlag, München 1995.
63. *Füsgen, I., Füsgen, I.:* Chronische Wunden. Quintessenz. MMV Medizin Verlag München 1996.
64. *Füsgen, I., Melchior, H.:* Inkontinenzmanual. Springer, Berlin–Heidelberg–New York 1997.
65. *Füsgen, I.:* Richtlinien zur Prophylaxe und Therapie des Dekubitus. Geriat. Forsch. 8 (1998) 109–111.
66. *Füsgen, I.:* Vertigo-Schwindel. MMV Medien und Medizin Verlag, München 1998.
67. *Gales, B. J., Menard, S. M.:* Relationship between the administration of selected medications and falls in hospitalized elderly patients. Ann. pharmacoth. 29 (1995) 354–358.
68. *Gentzkow, G. D. et al.:* Improved Healing of Pressure Ulcers Using Dermapulse, A New Electrical Stimulation Device. Wounds, 3, 5 (1991), 158–170.
69. *Gentzkow, G. D. et al.:* Healing of Refractory Stage III and IV Pressure Ulcers by a New Electrical Stimulation Device. Wounds, 5, 3 (1993) 160–172.
70. *Gilchrist, B.:* The Microbiology of Wounds. In: Wound Healing and Skin Physiology; Altmeyer, P. et al. (Eds.); S. 387–391. Springer, Berlin 1995.
71. *Gillespie, L. D., Gillespie, W. J., Cumming, R., Lamb, S. E.:* Intervention to reduce the incidence of falling in the elderly. In: Cochrane Data base of Systematic Reviews. The Cochrande Library Oxford: Update Software; Issue 1, 1998.

72. *Glide, S.:* Cleaning Choices. Nursing Times, 88, 19 (1992) 74–78.
73. *Göpel, H. G.:* Beratungsursachen in der Allgemeinpraxis. Prakt. Arzt 12 (1975) 3508–3526.
74. *Görtz, G., Reimer, K., Neef, H.:* Entwicklung, Eigenschaften und Bedeutung von PVP-Jod. In: Topische Infektionstherapie und Prophylaxe; Hierholzer, G., Reimer, K., Weissenbacher, E. R. (Hrsg.); S. 3–7. Thieme, Stuttgart–New York 1996.
75. *Gueyffier, F., Bulpitt, Ch., Boissel, J. P., Schron, E.:* Antihypertensive drugs in very old people: A subgroup meta-analysis of randomised controlled trials. Lancet 353 (1999) 793–796.
76. *Hafner, M., Meier, A.:* Geriatrische Krankheitslehre. Huber, Bern–Göttingen–Toronto 1996.
77. *Haid, C. T.:* Schwindel im Alter – Diagnostik und Therapie. Med. Welt 49 (1998) 581–591.
78. *Haid, C. T.:* Schwindel. In: Altersmedizin; Platt, D. (Hrsg.); S. 693–729 Schattauer, Stuttgart–New York 1985.
79. *Hardt, R., Kuon, E., Schneider, I., Lang, E.:* Diagnostik unklarer Schwindelzustände und Synkopen. Z. Geriatr. 1 (1998) 165–172.
80. *Hatz, R. A., Niedner, R., Vanscheidt, W., Westerhof, W.:* Wundheilung und Wundmanagement. Springer, Berlin–Heidelberg–New York 1993.
81. *Henning, B. F., Zidek., W.:* Elektrolytstörungen im Alter. In: Vorteile oder Vorurteile? Trommsdorf Arzneimittel (Hrsg.). DZS Essen 1997, 10–16.
82. *Hess, T.:* Das Durstdefizit im Alter. Dtsch. med. Wschr. 112 (1987) 1668–1669.
83. *Hirsch, R. D., Bruder, J., Radbold, H., Schneider, H. K. (Hrsg.):* Multimorbidität im Alter; S. 23. Huber, Berlin–Göttingen–Toronto 1992.
84. *Howell, F. H.:* Multiple pathology in monagernarians. Geriatrics 18 (1963) 899.
85. Initiative „Chronische Wunden": Leitlinie Dekubitus; 39. Egger Satz u. Druck GmbH, Landsberg 1997.
86. *Jäger, K.:* Psychische und internistische Krankheiten als Sturzursache. In: Praktische Geriatrie 16; Schütz, R. M. (Hrsg.). Kallweit Lübeck 1996, 36–42.
87. *Jones, J. K., Gorkin, L., Lian, J. F., Staffa, J. A., Fletcher, A. P.:* Brit. med. J. 31 (1995) 293–295.
88. *Kantor, S. J., Glassmann, A. M., Bigger, J. T.:* The cardiac effects of therapeutic plasma concentrations of imipramine. Amer. J. Psychiatr. 135 (1978) 534–538.
89. *Kaplan, C. et al.:* Age-related incidence of sclerotic glomeruli in human kidneys. Amer. J. Pathol. 80 (1975) 227–234.
90. *Kappel, B., Olsen, S.:* Cortical interstitial tissue and sclerosed glomeruli in the normal human kidney, related to age and sex: A quantitative study. Virchows Arch. (Pathol. Anat.) 387, 3 (1980) 271–277.

91. *Katz, S., Ford, A., Moskowitz, R., Jackson, B., Jaffe, M.:* Studies of Illnes in the Aged. The Index of ADL: A standardized Measure of Biological and Psychosocial Funktion. J. Am. Med. Ass. 185 (1963) 914–919.
92. *Knobel, S.:* Wie man sich bettet, so bewegt man. Pflege 9, 2 (1996) 134–138.
93. *Koski, K., Lunkinen, H., Laippala, P, Kivelä, S. L.:* Physiological factors and medications as predictors of injurious falls by elderly people: a prospective population-based study. Age Ageing 25 (1996) 29–38.
94. *Kramer, A., Adrian, V.:* Lokale Antiinfektiva als Alternative zu systemischen Antiinfektiva mit Ergebnissen zur Gewebeverträglichkeit. In: Topische Infektionstherapie und Prophylaxe; Hierholzer, G., Reimer, K., Weissenbacher, E. R. (Hrsg.); S. 19–23. Thieme, Stuttgart–New York 1996.
95. *Kroenke, K., Mangelsdorff, D.:* Common symptoms in ambulatory care: Incidence, evaluation, therapy, and outcome. Amer. J. Med. 86 1989 262–266.
96. *Kruse, W.:* Medikamentöse Therapie im Alter. In: Geriatrie. Kruse, W., Nikolaus, Th. (Hrsg.); S. 33–41. Springer Berlin–Heidelberg–New York 1992 a.
97. *Kruse, W.:* Pharmaka und Stürze. In: Praktische Geriatrie 16; Schütz, R. M. (Hrsg.), S. 29–35. Kallweit, Lübeck 1996.
98. *Kruse, W.:* Problems and pitfalls in the use of benzodiazepins in the elderly. Drug Safety 5 (1990) 328–344.
99. *Kruse, W.:* Iatrogene Störungen. In: Geriatrie. Kruse, W., Nikolaus, Th. (Hrsg.); S. 113–116. Springer, Berlin–Heidelberg–New York 1992 b.
100. *Lachnit, K. S.:* Geriatrische Aspekte in der Praxis. Deutscher Ärzte-Verlag, Köln 1982.
101. *Landolt-Theus, P.:* Die 50 häufigsten Beratungsergebnisse einer Allgemeinpraxis. Schweiz. med. Wschr. 116 (1986) 446–449.
102. *Lawson, J., Fitzgerad, J., Birchall, J., Aldren, C. P., Kenny, R.:* Diagnosis of Geriatric Patients with severe Dizziness. J. Amer. Geriatr. Soc. 47 (1999) 12–17.
103. *Lawton, M. P., Brody, E. M.:* Assessment of older people: self-maintaining and instrumental acitivities of daily living. Gerontologist 9 (1969) 179–186.
104. *Lazarou, J., Porneranz, B. H., Corey, P. N.:* Incidence of adverse drug reactions in hospitalized patients a meta-analysis of prospecitve studies. J. Amer. Med. Ass. 279 (1998) 1200–1205.
105. *Leipzig, R. M., Cummings, R. G., Tinetti, M. E.:* Drugs and Falls in Older People: A Systemic Review and Meta-analysis: II Cardiac and Analgesic Drugs. J. Amer. Geriatr. Soc. 47 (1999) 40–50.

106. *Lindeman, R. D., Tobin, J., Shock, N. W.:* Longitudinal studies on the rate of decline in renal function with age. J. Amer. Geriatr. Soc. 33 (1985) 278–285.
107. *Lindeman, R. D.:* Overview: renal physiology and pathophysiology of aging. Amer. J. Kidney Dis. 16 (1990) 275–282.
108. *Lineaweaver, W., Howard, R., Soucy, D., McMorris, Freemann, J.:* Topical antimicrobial toxicity. Arch. Surg. 120 (1985) 267–275.
109. *Link, W.:* Altersschwindel läßt sich erfolgreich therapieren. Selecta 19/20 (1998) 19.
110. *Linzbach, A. J.:* Altern und Krankheit. Ableitung einer neuen Alterstheorie auf der Grundlage der Polypathie. Verh. Dtsch. Ges. Pathol. 59 (1975) 242.
111. *Lipsitz, L. A., Fullerton, J. J.:* Postprandial blood pressure reduction in healthy elderly. J. Amer. Geriatr. Soc. 34 (1986) 67–70.
112. *Lipsitz, L. A., Jonsson, P. V., Kelley, M. M., Koestner J. S.:* Causes and correlates of recurrent falls in ambulatory frail elderly. J. Gerontol. 46 (1991) M 114–122.
113. *Lubran, M. M.:* Renal function in the elderly. Ann. Clin. Lab. Sci. 25 (1995) 122–133.
114. *Lüttje, D., Wiesehahn, I.:* Pharmakotherapie im Alter. Z. Allg. Med. 73 (1997) 334–342.
115. *Lüttje, D.:* Pharmakotherapie im Alter. Forum Älterer Patient. Wiesbaden, 1. 3. 1999.
116. *Lynn, K. L., Bailey, R. R., Swainson, C. P.:* Renal failure with potassium-sparing diuretics. NZ Med. J. 98 (1985) 629–633.
117. *Mahoney, F., Barthel, D.:* Functional evaluation: The Barthel Index. Md. State Med. J. 14 (1965) 61–65.
118. *Mayer, K. U., Baltes, P. B.:* Die Berliner Altersstudie. Akademie-Verlag, Berlin 1996.
119. *McClaran, J., Forette, F., Golmard, J. L., Hérvy, M. P., Bouchacourt, P.:* Two faller risk functions for geriatric assessment unit patients. Age Ageing 14 (1991) 5–12.
120. *McDonald, J. B.:* The role of drugs in falls in the elderly. Clin. Geriatr. Med. 1 (1985) 621–632.
121. *McIntosh, S., Lawson, J., Kenny, R. A.:* Clinical characteristics of vasodepressor cardioinhibitory and mixed carotid sinus syndrome in the elderly. Amer. J. Med. 95 (1993) 203–208.
122. *McIntosh, S., Da Costa D., Kenny, R. A.:* Outcome of an integrated approach to the investigation of dizziness, falls and syncope in elderly patients referred to a syncope clinic. Age Ageing 2 (1993) 53–58.
123. Medizin aktuell: Selecta 24 (1995) 10.
124. *Meehan, M.:* Studie über die Prävalenz von Druckgeschwüren, in akutmedizinischen Kliniken in den USA in den Jahren 1989–1991. Dekubitus-Symposium des Rheinisch-westfälischen

Literatur

Arbeitskreises für Klinische Geriatrie, Duisburg, 26. 03. 1993.
125. *Melchior, H.:* Harninkontinenz im Alter. Dtsch. Ärztebl. 6 (1996) 253–256.
126. *Meyer, B. R.:* Renal function in aging. J. Amer. Geriatr. Soc. 37 (1989) 791–800.
127. *Meyer, B., Dreykluft, H. R., Abholz, H. H.:* Schwindel in der hausärztlichen Praxis. Z. Allg. Med. 69 (1993) 622–626.
128. *Miller, N. S., Belkin, B. M., Gold, M. S.:* Alcohol and drug dependence among the elderly. Comp. Psychiatry 32 (1991) 153–165.
129. *Modelmog, D.:* Das neunte Dezenium aus der Sicht des Pathologen. Münch. Med. Wschr. 133 (1991) 89.
130. *Modharan, S., Goi, W. L., Cohen, H., Alderman, M. H.:* Relation of pulse pressure and blood pressure reduction to the incidence of myocardial infarction. Hypertension 23 (1994) 395–401.
131. Morbidity Statistics from General Practice. Table 13. Royal College of General Practitioners, Office of Population Censuses and Survey. Third National Study, 1981–1982.
132. MRC Working Party: Medical Council trial of treatment of hypertension in older adults: principal results. Brit. med. J. 304 (1992) 405.
133. *Mühlberg, W., Platt, D.:* Altersveränderungen der Nieren und ihre Bedeutung für die Pharmakotherapie. Med. Welt 49 (1998) 572–580.
134. *Mulch, G.:* Wirkungsvergleich von Antivertiginosa im Doppelblindverfahren. Laryngol. Rhinol. Otol. 5 (1976) 392–399.
135. *Mumenthaler, M.:* Der neurologische Patient und der Schwindel. In: Der Schwindel aus interdisziplinärer Sicht. Karbowski, K. (Hrsg.). Springer, Berlin–Heidelberg–New York 1981.
136. *Nathan, D. M.:* Some answers, more controversy, from UKPDS. Lancet 352 (1998) 832–833.
137. National High Blood Pressure Education Programm working Group report on hypertension in the elderly. Hypertension 23 (1994) 275–285.
138. National Pressure Ulcer Advisory Panel: Pressure ulcers: incidence, economics, risk assessment. Consensus development conference statement. Decubitus 2 (1989) 24–28.
139. *Neander, K. D., Michels, S., Bering, F., Rich, A., Merseburg, M.:* Der Einfluß von Weichlagerung auf die Körperwahrnehmung und -haltung. Pflege 9, 4 (1996) 293–300.
140. *Neumann, E.:* Strafrechtliche Gesichtspunkte bei der Dekubitusentstehung in Krankenhaus und Pflegeheim. Dekubitus Symposium des Rheinisch-westfälischen Arbeitskreises für Klinische Geriatrie, Duisburg, 26. 03. 1993.

141. *Neumayr, A.:* Polypragmasie bringt Probleme. Therapiewoche 7, 11 (1992) 660–673.
142. *Niederstadt, C., Steinhoff, J.:* The kidneys in aging. Z. Gerontol Geriatrie 30 (1997) 200–207.
143. *Niedner, R., Vanscheidt, W.:* Ulcus cruris. In: Wundheilung; Sedlarik, K. M. (Hrsg.); S. 213–238. Gustav Fischer, Jena–Stuttgart 1993.
144. *Niedner, R.:* Inhibition of Wound Healing by Topical Antimicrobial Agents. In: Wound Healing and Skin Physiology; Altmeyer, P. (Ed.); S. 435–448. Springer, Berlin 1995.
145. *Niedner, R.:* Zytotoxizität und Allergisierungsproblematik häufig eingesetzter antiinfektiver Lokaltherapeutika. In: Topische Infektionstherapie und Prophylaxe; Hierholzer, G., Reimer, K., Weissenbacher, E. R. (Hrsg.); S. 25–27. Thieme, Stuttgart–New York 1996.
146. *Niedner, R.:* Medikamentöse Therapie der Wunde. In: Dekubitus; Bienstein, C., Schröder, G. (Hrsg.); S. 213–227. Thieme, Stuttgart 1997.
147. *Nikolaus, Th.:* Der geriatrische Patient. In: Geriatrie; Kruse, W., Nikolaus, Th. (Hrsg.); S. 14–32. Springer, Berlin–Heidelberg–New York 1992.
148. *Nikolaus, Th.:* Erfolgreiche Modelle bundesweit umsetzen. Fortschr. d. Medizin 117 (1999) 4.
149. *Northridge, M. E., Nevitt, M. C., Kelsey, J. L., Link, B.:* Home hazards and falls in the elderly: The role of health and functional status. Amer. J. Public Health 85 (1995) 509–515.
150. *Nyengaard, J. R., Bendtsen, T. F.:* Glomerular-number and size in relation to age, kidney weight and body surface in normal man. Anat. Rec. 232 (1992) 194–201.
151. *Overstall, P. W., Exton-Smith, A. N., Imms, F. J., Johnson, A. L.:* Falls in the elderly related to postural imbalance. Brit. Med. J. 1 (1977) 261–264.
152. *Phillips, D. P.:* Increase in US medication-error deaths between 1983 and 1993. Lancet 351 (1998) 643–644.
153. *Platt, D.:* Die Bedeutung der Pharmakokinetik für die medikamentöse Behandlung multimorbider geriatrischer Patienten. In: Pharmakotherapie und Alter; Platt D. (Hrsg.); S. 3–38. Springer, Berlin–Heidelberg–New York 1993.
154. *Porush, J. G., Faubert, P. F.:* Renal disease in the aged. Little, Brown and Company, Boston–Toronto–London 1991.
155. *Prudham, D., Evans, J. G.:* Factors associated with falls in the elderly: A community study. Age Ageing 10 (1980) 141–146.
156. *Pyykkö, I., Padoan, S., Schalen, L.:* The effects of TTS-Scopolamine, Dimenhydrate, Lidocaine, and Tocainide on Motion, Sicknes, Vertigo, and Nystagmus. Aviat. space Environ. Med. 56 (1985) 777–782.

157. *Ratzmann, K. P.:* Diabetologische Praxis. Verlag Kirchheim, Mainz 1993.
158. v. *Renteln-Kruse, W.:* Stürze im Alter und Pharmaka. Z. Gerontol. Geriatr. 30 (1997) 276–280.
159. v. *Renteln-Kruse, W., Micol, W., Oster, P., Schlierf, G.:* Arzneimittelverordnungen, Schwindel und Stürze bei über 75jährigen Krankenhauspatienten. Z. Gerontol. Geriatr. 31 (1998) 286–289.
160. *Reuler, I. B., Cooney, T. C.:* Pressure sores. In: Geriatric medicine 19; Cassel C., Walsh, I. R. (Hrsg.); S. 508–516. Springer, New York 1984.
161. *Robbins, A. S., Rubenstein, L. Z.:* Postural hypotension in the elderly. J. Amer. Geriatr. Soc. 32 (1984) 769–774.
162. *Röthel, H., Vanscheidt, W.:* Basisinformation z. Wundmanagement. Wund-Forum 1 (1997) 24–28.
163. *Rubenstein, L. Z., Robbins, A. S:* Falling snydromes in elderly persons. Comprehens. Ther. 15 (1989) 13–18.
164. *Rubenstein, L. Z., Josephson, K. R.:* Causes and prevention of falls in elderly people. In: Falls, balance and gait disorders in the elderly; Vellas, B., Toupet, M., Rubenstein, L., Albarede, J. L., Christen, Y. (Eds.); S. 21–38. Elsevier Paris 1992.
165. *Rubenstein, L. Z., Josephson, K. R., Robbins, A. S.:* Falls in the nursing home. Ann. Intern. Med. 121 (1994) 442–451.
166. *Rudolf, G. A. E.:* Der psychogeriatrisch Kranke in der ärztlichen Sprechstunde. Vieweg, Braunschweig–Wiesbaden 1993.
167. *Runge, M.:* Gehstörungen, Stürze, Hüftfrakturen. Steinkopff, Darmstadt 1998.
168. *Rutan, G. H., Hermanson, B., Bild, D. E., Kittner, A. J., LaBaw, F.:* Orthostatic hypotension in older adults. The Cardiovascular Health Study. Hypertension 19 (1992) 508–519.
169. *Scherer, H.:* Das Gleichgewicht. Springer, Berlin–Heidelberg–New York 1997.
170. *Schimana, R.:* Lebensqualität bei Patienten mit der Diagnose asystematischer Schwindel unter einer Hämodilutionstherapie. Diss. Charité, Berlin 1998.
171. *Scholz, H.:* Abhängigkeitskrankheiten. In: Gerontopsychiatrie; Zapotoczky, G., Fischof, K. (Hrsg.); S. 337–345. Springer, Wien–New York, 1996.
172. *Schönhöfer, P. S.:* Klinik-basierte Erfassung arzneimittel-bedingter Erkrankungen im Pharmakovilganz-System (ZKH Bremen). Arzneimitteltherapie 3 (1999) 83–86.
173. *Schopf, R. E., Klinke, G., Rehder, M., Morsches, B.:* Influence of Agents Used for Topical Wound Treatment on Phagocyte Stimulation and Fibroblast Growth. In: Wound Healing and Skin Physiology; Altmeyer, P. et al. (Eds.); S. 635–642. Springer, Berlin 1995.

174. *Schramm, A.:* Polypathie und Multimorbidität. In: Praktische Geriatrie; Lang, E. (Hrsg.); S. 81–84. Enke, Stuttgart 1988.
175. *Schubert, E.:* Standort und Probleme der Geriatrie. Act. Gerontol. 4 (1974) 69–76.
176. *Schück, O., Nádvornikova, H., Teplan, V.:* Acidification capacity of the kidneys and aging. Physiol. Bohemoslov 38 (1989) 117–25.
177. *Seiler, W. O., Stähelin, H. B.:* Dekubitus. In: Wundheilung. Sedlarik, K. M. (Hrsg.); S. 192–212. Gustav Fischer, Jena–Stuttgart 1993.
178. *Selberg, W.:* Morphologische Grundlagen der Multimorbidität im hohen Alter. In: Schwerpunkte der Geriatrie 2; Schubert, R., Störmer, A. (Hrsg.); S. 22–26. E. Banaschewski, München-Gräfelfing 1973.
179. *Selbmann, K.:* Rationale Arzneimitteltherapie gefragt. Fortschr. d. Medizin 116, 26 (1998) 4.
180. *Shea, I. D. Pressure scores:* Classifikation and management. Clinical Orthopedics and Related Research 112 (1975) 89–100.
181. SHEP Cooperative Research Group: Prevention of stroke by antihypertensive drug treatment in older persons with isolated systolic hypertension. J. Amer. Med. Assoc. 265 (1991) 3255.
182. *Siegel, N.:* Schwindel – diagnostische Irrwege meiden. extracta geriatrica 4, 3 (1995) 12–14.
183. *Sima, W. O., Babendererde, J.,* *Bäuerle, J., Eifert, Y., Pambor, M., Zuder, D.:* Gepulste elektrische Stimulation.In: TW Dermatologie, 26, H. 4 (1996) 275–277.
184. *Sloane, P.:* Dizziness in primary care. Results form the National Ambulatory Medical Care Survey. J. Fam. Pract. 29 (1989) 33–38.
185. *Sloane, P., Baloh, R.:* Persistent dizziness in geriatric patients. J. Amer. Geriatr. Soc. 37 (1989) 1031–1038.
186. *Sloane, P., Linzer, M., Pontinen, M., Divine, G.:* Clinical significance of a dizziness history in medical patients with syncope. Arch. Intern. Med. 151 (1991) 1625–1628.
187. *Sorribas, V., Lotscher, M., Loffing, J., Biber, J., Kaissling, B., Murer, H., Levi, M.:* Cellular mechanisms of the age-related decrease in renal phosphate reabsorption. Kidney Int. 50 (1996) 855–863.
188. *Spillmann, D., Nietsch, P.:* Differentialtherapie von Schwindel verschiedener Genese. Therapiewoche 33 (1983) 6928–6932.
189. *Steinhagen-Thiessen, E., Gerok, W., Borchelt, W.:* Innere Medizin und Geriatrie. In: Zukunft des Alterns und gesellschaftliche Entwicklung. Baltes, P. B., Mittelstraß. J. (Hrsg.); S. 124. de Gruyter, Berlin–New York 1992.
190. *Sullivan, S. C., Kreling, D. H., Hazlet, T. K.:* Non-Compliance with medication regiments and

subsequent hospitalisations. A literature analysis and cost of hospitalization estimate. J. Res. Pharm. Econom. 2 (1990) 19–32.
191. *Tauche, M.:* Ergebnisse einer Prävalenz-Studie zur Häufigkeit von Druckgeschwüren in deutschen Kliniken. Dekubitus–Symposium des Rheinisch-westfälischen Arbeitskreises für Klinische Geriatrie, Duisburg, 26. 03. 1993.
192. *Thomas, L.:* Labor und Diagnose; S. 1858. Die Medizinische Verlagsgesellschaft, Marburg 1995.
193. *Tinetti, M. E.:* Performance-oriented assessment of mobility problems in elderly patients. J. Amer. Geriatr. Soc. 34 (1986) 119–126.
194. *Tinetti, M. E., Speechley, M., Ginter, S. F.:* Risk factors for falls among elderly persons living in the community. New Engl. J. Med. 310 (1988) 1701–1707.
195. *Tinetti, M. E., Speechley, M.:* Prevention of falls among the elderly. New Engl. J. Med. 320 (1989) 1055–1059.
196. *Tinetti, M. E., Baker, D. I., McAvay, G., Claus, E. B., Garrett, P. A., Gottschalk, M., Koch, M. L., Trainor, K., Horwitz, R. I.:* A multifactorial intervention to reduce the risk of falling among elderly people living in the community. New Engl. J. Med. 331 (1994) 821–827.
197. *Tinetti, M. E., Inouye, S. K., Gill, T. M., Doucette, J. T.:* Shared risk factors for falls, incontinence, and functional dependence. J. Amer. Med. Ass. 273 (1995) 1348–1353.
198. Transparenz-telegramm 92/93: Lokale Wundbehandlung; S. 70–72. A. V. I. Arzneimittelverlag Berlin 1992.
199. UK-Prospective Diabetes Study Group: Tigth blood pressure control and risk of macrovascular and microvascular complications in type-2-diabetes: UKPDS 38. Brit. med. J. 317 (1998) 703–713.
200. *Vieregge, P.:* Regulative Mechanismen des Gehens und Stürze im Alter. In: Praktische Geriatrie 16; Schütz, R. M. (Hrsg.); S. 43–53. Kallweit, Lübeck 1996.
201. *Welz-Barth, A., Füsgen, I.:* Tabu-Erkrankung: Harninkontinenz – Ergebnisse einer Praxiserhebung. Geriatr. Forsch. 8 (1998) 143–148.
202. *Whelton, P. K.:* Sodium reduction and weight loss in the treatment of hypertension in older persons. J. Amer. med. Ass. 279 (1998) 839–846.
203. *Wiesehahn, I., Lüttje, D.:* Harninkontinenz. Z. Allg. Med. 73 (1997) 344–353.
204. *Yesavage, J., Brink, T., Rose, T., Lum, O., Huang, V., Adex, M., von Otto, L.:* Development and validation of a geriatric depression screening scale: a preliminary report. J. psychiatr. Res. 17 (1983) 37–49.

205. *Zederfeldt, B.:* Factors influencing wound healing. In: Symposium on wound healing; Sundel, B. W. (Hrsg.). Espoo, Sweden (1980) 11–22.
206. *Zierden, E. M.:* Behandlung diabetischer Spätschäden bei geriatrischen Patienten am Beispiel der Polyneuropathien. In: Vorteile oder Vorurteile? Trommsdorf Arzneimittel, DZS Essen (1997) 25–31.
207. *Zimmer, B.:* Praktische Umsetzung von AGERE: „Geriatrische Modellpraxis". In: AGERE. Medice (Hrsg.); S. 96. Ponte Press, Bochum 1996.
208. *Zimmer, B.:* Standpunkt: Geriatrische Modellpraxis. Geriatrie Praxis 6 (1996) K6.

Literatur zum Kapitel Benignes Prostatahyperplasie (BPH)-Syndrom

1. *Andersen, J. T., Ekman, P., Wolf, H., Beisland, H. O., Johansson, J. E., Kontturi, M., Lehtonen, T., Treter, K.:*Can finasteride reverse the progress of benign prostatic hyperplasia? A two year placebo-controlled study. Urology 46 (5) (1995) 631–637.

2. *Harzmann, R., Weckermann, D.:* Benign prostatic hyperplasia – newer approaches. Current Opinion in Urology 3 (1993) 10–13.

3. *McConell, J., Bruskewitz, R., Walsh, P., Andriole, G., Lieber, M., Holtgrewe, H. L., Albertsen, P., Roehrborn, C. G., Nickel, J. C., Wang, D. Z., Taylor, A. M., Waldstreicher, J.:* The effect of finasteride on the risk of acute urinary retention and the need for surgical treatment among men with benign prostatic hyperplasia. New Engl. J. Med. 338 (1998) 557–563.

4. *McNeal, J. E.:* The zonal anatomy of the prostate. Prostate 2 (1981) 35–49.

5. *Nickel, J. C., Tradet, Y., Boake, R. C., Pommerville, P. J., Perreault, J.-P., Afridi, S. K., Elkilali, M. M., and the PROSPECT Study Group:* Efficacy and safety of finasteride therapy for benign prostatic hyperplasia: results of a 2-year randomized controlled trial (the PROSPECT Study). Canad. Medical Ass. J. 155 (9) (1996) 1251–1259.

6. *Wawroschek, F., Weckermann, D.:* Interventionelle Therapie der benignen Prostatahyperplasie. Münch. Med. Wschr. 141 (1999) 59–63.

7. *Weckermann, D., Wawroschek, F.:* Medikamentöse Therapie des benignen Prostatahyperplasie-Syndroms. Münch. Med. Wschr. 141 (1999) 54–58.

Register

A

Abbau, intellektueller 51, 53 ff.
ACE-Hemmer 43, 120, 150
Albumin 39
Alpha-Rezeptorenblocker 91, 118 ff.
Alpha-Sympathomimetika 91
Altersschwäche 67
Altersschwindel 103 f., 108 f.
Altersveränderungen,
 physiologische 37 ff., 101 f.
Aminoglykoside 43
Amputationen 139 f.
Anamnese 20 ff., 110
Antiandrogene 124 f.
Anticholinergika 90
Antidementiva 56
Antidepressiva, trizyklische 48, 78, 90 f.
Antidiabetika, orale 134 ff.
Antihistaminika der
 Benzhydrilgruppe 111 f.
Antiphlogistika, nicht-steroidale 43, 78
Aromatase 122
Arthrosen 63 f.
Arzneimittelmißbrauch 35 f.
Arzneimittelwirkungen,
 unerwünschte 34 ff.
– veränderte 43 f., 47 f.
Assessment-Instrumente 25
Autonome Neuropathie 137 f.

B

Barthel-Index 26, 166 f.
Basisdiagnostik 20 ff., 28
Beckenboden-Training 92
Befund, psychischer 24 f., 161 ff.
Behandlungsverfahren, alternative 125 f.
– operative 127 f.
Benzodiazepine 35, 44, 48, 78
BPH-Syndrom 112 ff.
Betablocker 31, 120

C

Compliance 48 ff.,148, 156

D

Defizit-Ressourcen-Modell 25, 58
Dekubitus 95 ff.
– dokumentation 96 f.
Delta-Gehrad 68
Demenz 53 ff.,107 f.
– symptomatik 54, 57
– syndrom 53 ff.
Depressionserfassung 26, 169
Diabetes mellitus 128 ff.
Diabetischer Fuß 139 f.
Diabetisches Spätsyndrom 137 ff.
Digitalisglykoside 78
Dihydrotestosteron-
 Synthesehemmer 121 f.
Dimenhydrinat 76, 11 f.
Disaccharidasehemmer 136
Diuretika 78, 148 ff.
Dranginkontinenz 88 f.

E

Eiweißbindung 39
Elektrolyte 45 ff.
Erkrankungen, zerebrovaskuläre 65

F

Fehlmedikation 34
Filtrationsrate, glomeruläre 40
Finasterid 122 f.
Frakturen 64
Fremdanamnese 20 f.
Funktionsbefund, geriatrischer 165
Funktionsuntersuchungen 26 f.

G

Ganganalyse 81
Gangstörungen 73 ff.

Gedächtnisprüfung 23
Gehbock 68
Geriatrisches Assessment 25 ff., 32, 54, 67, 80, 83, 137, 165 ff.
Geriatrische „I's" 51 ff.
Glukosetoleranztest 130
Glykosiliertes Hämoglobin 130

H

Haltungskontrolle 72
Handgrip-Test 176
Harninkontinenz 31, 84 ff.
– Hilfsmittel bei 93
Hausbesuch 153 f.
Herz-Kreislauf-Erkrankungen 79 ff.
Hilfsmittel 67 ff.
Hirnleistungsschwäche 53 ff.
Homöostase 29, 47 f.
Hyperkaliämie 46
Hypernatriämie 46 f.
Hypertonie 143 ff.
Hypokaliämie 45 f.
Hyponatriämie 46 f.
Hypotension, orthostatische 79 f.

I

Immobilisationssyndrom 61 ff.
Immobilität 60 ff.
Inkontinenz s. Harninkontinenz
Instabilität 51, 71 ff.
Instrumentelle Maßnahmen 125 ff.
Insuffizienz, vertebrobasiläre 106
Insulin 136
International Prostata Symptom Score (IPSS) 114 ff.
Inulin-Clearance 41

K

Kaliummangel 45 f.
Kalziumantagonisten 78, 120, 150
Kardioneuropathie 131
Kaskade, therapeutische 113 f.
Körperwasser 44 f.
Krankheiten, chronische 14 f.
Kreatinin-Clearance 40

L

Laborscreening 27
Lagerungsschwindel, benigner paroxysmaler 104 f.
Lasertechnik 126
Laxantien 35 f., 78
Lebensqualität 25, 32, 51, 61, 115 f.
Leberfunktion 43 f.
Lungentuberkulose 29

M

Maßnahmen, compliancefördernde 50
– diätetische 146 f.
Medikamentenanamnese 77
– versorgung 34
Mehrfachmedikation s. Multimedikation
Metabolisches Syndrom 130
Milieutherapie 55, 58 f.
Mini-Mental-Status nach Folstein 20, 26, 54, 168
Mobilität 60 f.
Mobilitätsscreening nach Tideiksaar 81 f.
Mobilitätstest nach Tinetti 26, 81, 170 f.
Morbus Menière 105 f.
Morbus Parkinson 66
Multimedikation 34, 77 ff., 87 f., 144 f.
Multimorbidität 9, 11 ff., 35, 63 ff., 72 f., 87 f., 150 f.
Muskelmasse 40, 44

N

Nebenwirkungen 31, 34 ff., 48, 144 f.
Nephrotoxizität 43
Nierenfunktion 39 ff.
– schwelle 130
Nootropika 56

O

Östrogene 92
Organveränderungen, physiologische 37

Register

Orthostase 79 f., 137, 149
Osteoporose 64 f.

P

Patient, geriatrischer 10 f.
Pflege 94 f.
Pharmakokinetik 41 ff.
Phytotherapeutika 117
Pneumonie 29
Polyarthritis, chronische 64
Polyneuropathie 65 f.
– diabetische 137 ff.
Polypathie 13
Polypragmasie 35, 94
Post-fall-Syndrom 76
Prävention 14
Praxisausstattung 158 f.
Praxisteam 152 f.
Prostatahyperplasie 114 ff.
Prostata-spezifisches Antigen (PSA) 115, 123
Psychischer Befund 24 f., 162 ff.
Psychopharmaka 77

R

Rehabilitation,
  ambulante geriatrische 16 f.
– vestibuläre 112
Renin-Angiotensin-System 46
Resorption 37 ff.
Rolator 68
Rollstuhl 69 ff.
Retinopathie, diabetische 133

S

Schwankschwindel 102 f.
Schwindel 74 ff., 100 ff.
– iatrogen bedingter 108
– kardial bedingter 108
– okulärer 103
– präsynkopaler 103
– vestibulärer 102
Soziale Situation 172 ff.

Spätsyndrom, diabetisches 137 ff.
Störungen, iatrogene 94 ff.
Stürze 71 ff., 137
Sturzanalyse 80 f.
Sturzrisiko 78, 81
Suchtests 28
Sulfonylharnstoffe 134 f.
Symptomarmut 28 f.
Symptome, medikamenteninduzierte 30 f.
Systemübersicht 21 f.

T

Therapie, antihypertensive 145 ff.
Therapieplanung 32 ff.
Timed „Up and Go"-Test 176
Toilettentraining 92 f.
Transitorisch ischämische Attacken (TIA) 106 f.

U

Übergewicht 129
Uhrentest 54, 169
Ulkus, ischämisch-gangränöses 140 ff.
– neuropathisches 140 ff.
Unterarm-Stützen 68 f.
Untersuchung, körperliche 23 f.
Uroflow 115

V

Verschlußkrankheit, chronische
  arterielle 66
Verteilungsvolumen 44
Vestibularisausfall,
  akuter einseitiger 105
Vier-Punkt-Stütze 69

W

Walking 134, 147 f.
Wirbelsäulenerkrankungen 65

192